校企合作公共服务类专业精品教材

失智老年人照护

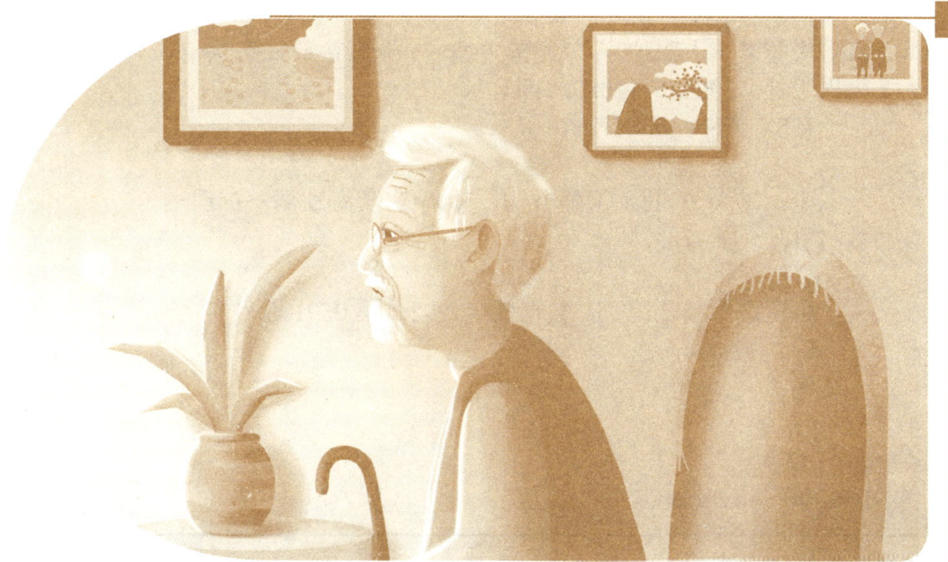

主审　刘会云
主编　韩彦国

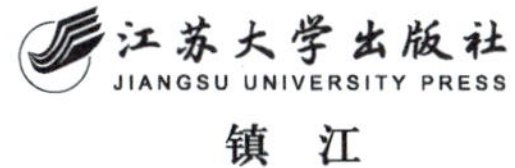

镇　江

内 容 提 要

本书从失智老年人照护人员的职业要求出发，结合养老服务业的发展现状，全面、系统地介绍了失智老年人照护的基础理论和实用技能。全书分为七个项目，分别为失智老年人照护概述、失智老年人评估与沟通、失智老年人日常生活照护、失智老年人认知功能促进、失智老年人活动功能维护、失智老年人健康促进和意外救护、失智老年人精神行为症状及其预防和应对。

本书结构合理，体例新颖，案例丰富，具有较强的实用性、指导性和可操作性，可作为职业学校智慧健康养老服务与管理专业、老年人服务与管理专业及其他相关专业的教材。

图书在版编目（CIP）数据

失智老年人照护 / 韩彦国主编. -- 镇江 : 江苏大学出版社, 2024.3（2025.5 重印）
ISBN 978-7-5684-2176-8

Ⅰ. ①失… Ⅱ. ①韩… Ⅲ. ①阿尔茨海默病－护理－教材 Ⅳ. ①R473.74

中国国家版本馆 CIP 数据核字(2024)第 059186 号

失智老年人照护
Shizhi Laonianren Zhaohu

主　　编 / 韩彦国
责任编辑 / 梁宏宇
出版发行 / 江苏大学出版社
地　　址 / 江苏省镇江市京口区学府路 301 号（邮编：212013）
电　　话 / 0511-84446464（传真）
网　　址 / http://press.ujs.edu.cn
排　　版 / 三河市悦鑫印务有限公司
印　　刷 / 三河市悦鑫印务有限公司
开　　本 / 787 mm×1 092 mm　1/16
印　　张 / 11.5
字　　数 / 287 千字
版　　次 / 2024 年 3 月第 1 版
印　　次 / 2025 年 5 月第 2 次印刷
书　　号 / ISBN 978-7-5684-2176-8
定　　价 / 39.80 元

如有印装质量问题请与本社营销部联系（电话：0511-84440882）

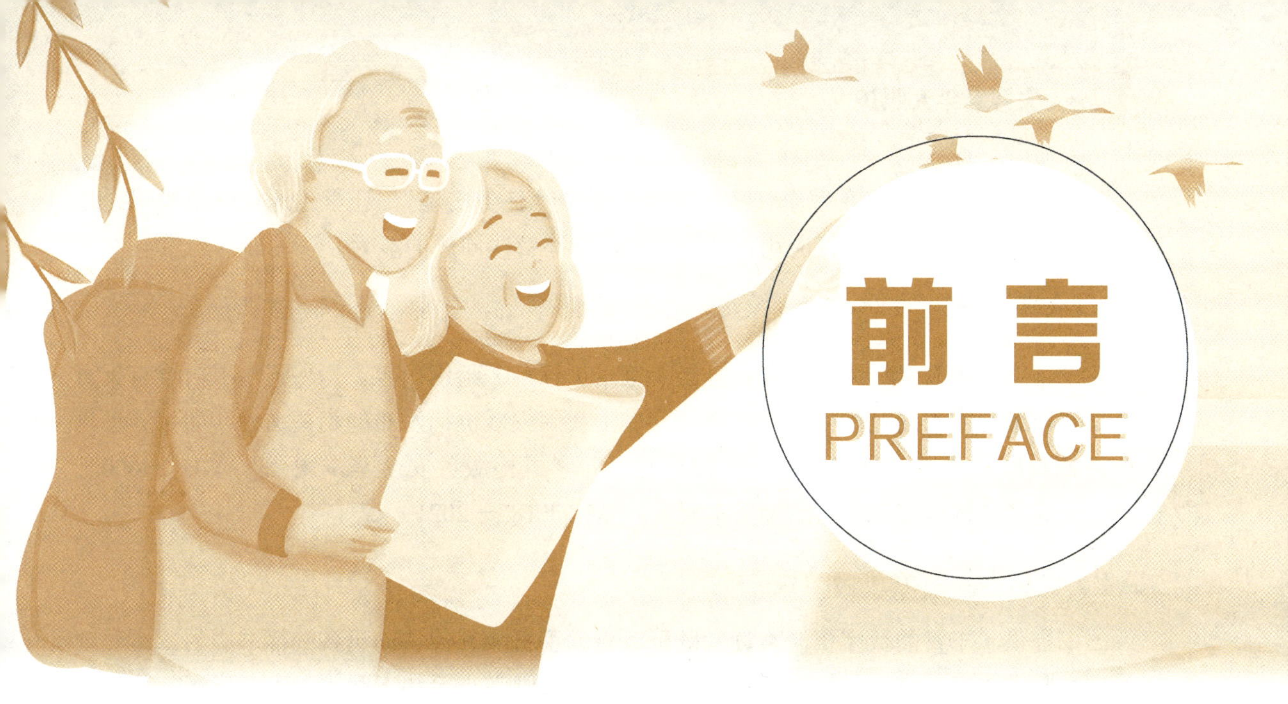

前言

PREFACE

随着人口老龄化进程的加快，失智老年人的数量不断增加。如何为他们提供优质的照护服务，已成为养老服务工作中亟待解决的难题。为了确保失智老年人能够享受到质量更高的专业照护服务，照护人员需要具备更高的职业素养。

为满足我国养老服务业发展的需要，培养一批德技兼备的高素质专业人才，编者组织行业专家，在广泛借鉴国内外最新研究成果的基础上，精心编写了本书。

整体而言，本书具有以下鲜明特色。

1 启智润心，立德树人

育人的根本在于立德。本书积极贯彻党的二十大精神，落实立德树人根本任务，在每个项目前设置了“素质目标”，并在正文中设置了“爱老助老”“科技之光”模块，将尊老敬老传统美德、爱岗敬业精神、科技助老理念等融入其中，潜移默化地培育学生的道德品质和人文精神，力求培养高素质、有理想、有担当的专业人才，从而实现全员全程全方位育人。

2 校企合作，职业引领

为了实现“以就业为导向”，编者不仅与多所学校智慧健康养老服务与管理专业和老年人服务与管理专业的教师就本书的核心内容、体例等进行深入探讨，还走访了多家设有失智症照护专区的养老机构，向失智老年人照护人员了解失智老年人照护的内容、工作中的常见问题及其解决措施、真实案例等，并将其有机融入本书。

3 体例新颖，注重实践

本书采用项目任务式结构编写，根据知识点设置项目和任务，让学生在做中学、在学中做，做到理论联系实际。具体来说，在每个任务的开始设置了“任务导入”模块，以具体案例为切入点，通过提问的方式引出理论知识，激发学生的学习兴趣；在讲解理论知识时，穿插了“小贴士”“知识拓展”“课堂互动”“同步案例”等模块，以增强本书的互动性、趣味性，拓宽学生的知识面；在每个任务的最后设置了“任务实施”，让学生通过情景模拟、技能比赛等形式对所学知识进行应用，从而提高分析与解决问题的能力。

4 内容权威，来源可靠

本书根据《失智老年人照护职业技能等级培训标准》组织内容。为保证全书内容有据可依，编者在编写本书的过程中，还参考了许多由我国权威机构发布的相关文件，如《养老机构生活照料服务规范》（MZ/T 171—2021）、《养老机构服务安全基本规范》（GB 38600—2019）、《养老机构预防老年人跌倒基本规范》（MZ/T 185—2021）等。

5 平台支撑，资源丰富

本书提供了丰富的数字资源，读者既可以借助手机或其他移动设备扫描书中的二维码观看微课视频，也可以登录文旌综合教育平台“文旌课堂”查看和下载本书配套资源，如优质课件、教案、“学习成果自测”答案等。读者在阅读过程中有任何疑问，都可以登录该平台寻求帮助。

此外，本书还提供了在线题库，支持“教学作业，一键发布”。教师只需通过微信或“文旌课堂”App 扫描扉页二维码，即可迅速选题、一键发布、智能批改，并查看学生的作业分析报告，从而提高教学效率、提升教学体验。学生可在线完成作业，巩固所学知识，提高学习效率。

本书由刘会云担任主审，韩彦国担任主编，张林林、田彦杰、董娜、李贺芝、梁优子、张志奎担任副主编。由于编者水平有限，书中难免存在疏漏与不妥之处，诚请广大读者批评指正。

特别说明：

（1）编者在编写过程中，参考了大量资料并引用了部分文章和图片等。大部分引用的资料已获授权，但由于部分资料来自网络，我们未能确认出处，也暂时无法联系到原作者。对此，我们深表歉意，并欢迎原作者随时与我们联系，我们将按规定支付酬劳。

（2）本书没有注明资料来源的案例均为编者自编或根据真实事件改编。

本书配套资源下载网址和联系方式

网址：https://www.wenjingketang.com

电话：400-117-9835

邮箱：book@wenjingketang.com

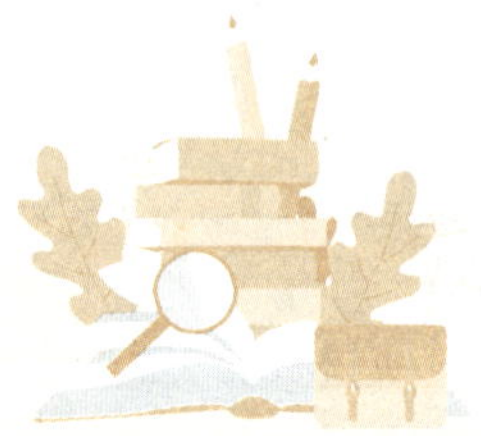

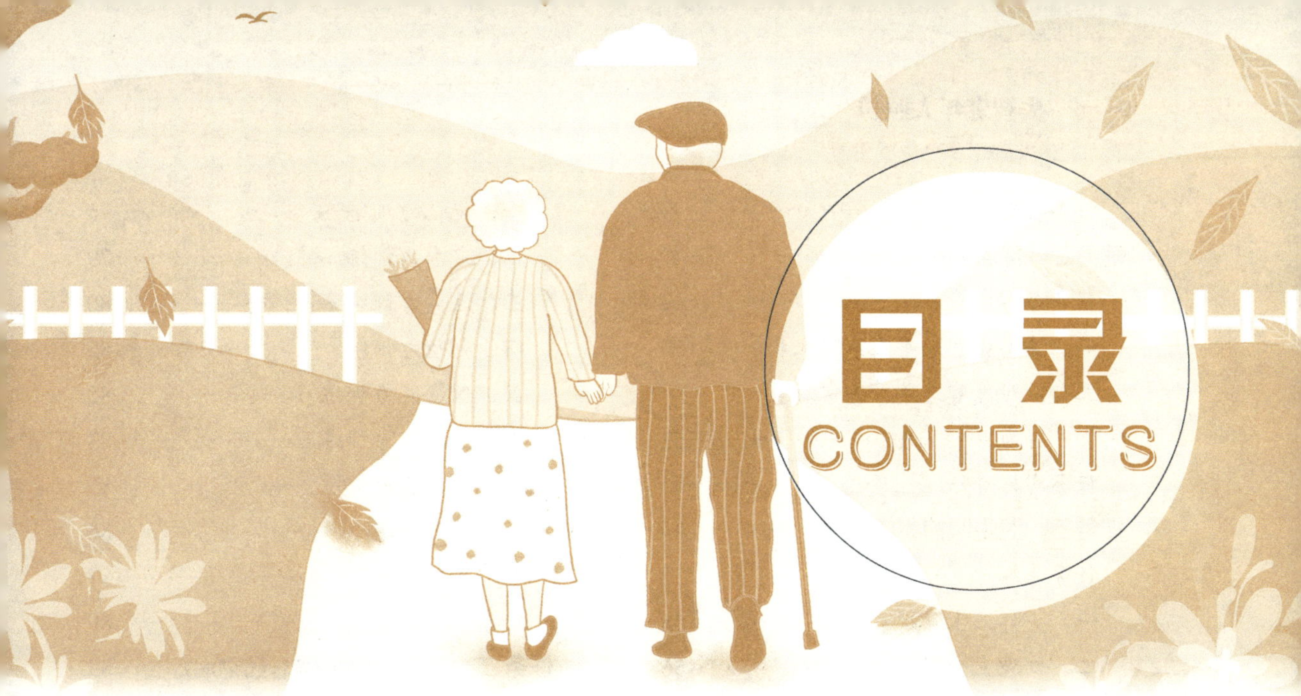

目录 CONTENTS

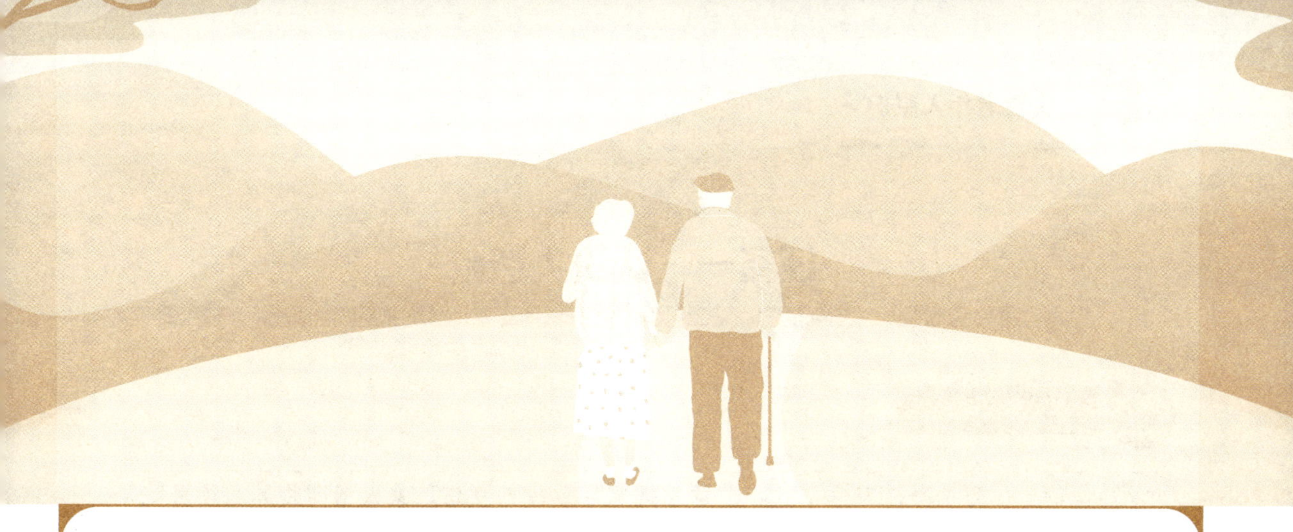

项目一
失智老年人照护概述

项目引言

在我国，患有失智症的老年人称为失智老年人。与一般老年人相比，失智老年人存在认知功能障碍，生活自理能力较差，因此需要更加专业的长期照护服务。了解失智症和失智老年人照护的基础知识，有助于照护人员为失智老年人提供个性化、人性化的全面照护服务。

知识目标

- 了解失智症的概念和主要症状。
- 熟悉失智症的分类和病程。
- 掌握失智老年人照护的内容。
- 熟悉失智老年人照护的原则。
- 了解失智老年人照护的模式。

素质目标

- 通过学习一般老年人与失智老年人的区别，树立用心、细心关爱老年人的理念。
- 通过学习“在养老院当‘演员’，陪伴失智老年人”这一案例，培养尊老敬老、爱岗敬业的品质。

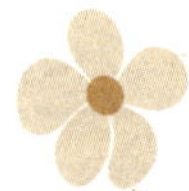

任务一 认识失智症

任务导入

案例一：万爷爷，73岁，5年前意外摔倒导致头部受伤，家人随即将其送往医院治疗。经治疗，万爷爷病情好转。出院回家后，万爷爷逐渐出现一些异常行为，如总是在家里徘徊、重复说同一句话，经精神科医生诊断为血管性失智症。3年前，万爷爷开始出现记忆障碍，经常忘记自己刚说过的话，否认自己刚做过的事情。1年前，万爷爷的性格开始改变。他以前性格温和，现在却变得极其暴躁。

案例二：徐奶奶，78岁，患有阿尔茨海默病。徐奶奶现在不仅不记得过去的经历，还会忘记刚做过的事情。此外，徐奶奶不能分辨常见的食品，也叫不出食品的名称，不知道如何使用餐具，还经常辱骂、殴打他人。

思考：

（1）失智症的主要症状有哪些？

（2）失智症可分为哪几类？

一、什么是失智症

失智症又称痴呆或认知症，是指由脑部伤害或疾病导致多项认知功能障碍的大脑综合征，通常是慢性或进行性的。其中，认知功能障碍是指大脑获取、存储和处理信息的基本功能（包括记忆力、定向力、语言能力、判断力、抽象思维能力、执行力、感知觉等）出现障碍。失智症发生于65岁之前为早发型失智症，发生于65岁之后为晚发型失智症。

二、失智症的主要症状

（一）记忆障碍

记忆障碍是指大脑接收、存储和检索信息的能力降低或丧失，表现为识记障碍、记忆减退、记忆增强、回忆错误等。记忆障碍是失智症早期的突出症状。

（1）识记障碍。识记障碍是指无法识别和记住事物的特点以及事物之间的联系，主要表现为记忆保存困难和学习新知识困难。

（2）记忆减退。失智老年人常常由近期记忆减退发展到远期记忆减退。

（3）记忆增强。失智老年人在失智症早期可能出现远期记忆增强的情况，表现为能十分清晰地回忆起原来已经遗忘的事情。

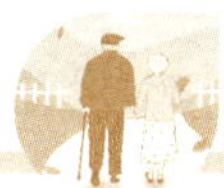

（4）回忆错误。回忆错误包括错构和虚构。错构是指在回忆往事时，混淆事情发生的时间、地点和情节；虚构是指用虚构的情节填补记忆缺失的部分。失智老年人可能会通过错构或者虚构来填补记忆空白，并且无法记住虚构和错构的内容，从而导致复述内容有所变化。

（二）定向障碍

定向障碍是指个体对时间、空间、人物和自身状态辨识不清的精神病理状态。失智老年人的定向障碍包括时间定向障碍、空间定向障碍、人物定向障碍和自我定向障碍四个方面。

（1）时间定向障碍。失智老年人时间观念较差，早期表现为不清楚当前的年份、月份和日期。随着病程的进展，失智老年人会逐渐分不清当前的季节和昼夜。

（2）空间定向障碍。失智老年人空间观念较差，不能正确辨认自己所处的空间位置（如自己是在养老院还是在家中），在陌生的地方容易迷失方向。随着病程的进展，失智老年人在熟悉的地方也会迷路，如找不到自己在养老院里的房间。

（3）人物定向障碍。失智老年人会逐渐不认识自己周围的人，不能说出朋友、亲人的姓名或者自己对对方的称呼，不清楚对方与自己的关系等。

（4）自我定向障碍。失智老年人在晚期可能会出现不知道自己的姓名、年龄、职业等信息的情况。

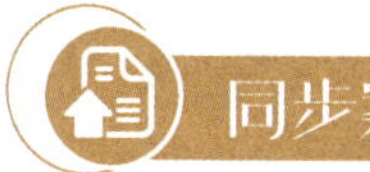

同步案例

聂奶奶的定向障碍

聂奶奶，70岁，患阿尔茨海默病多年。患病后，聂奶奶变得目光呆滞、反应迟钝，需要他人全天候照护，她的老伴田爷爷始终陪伴着她。

有人指着田爷爷问聂奶奶：“聂奶奶，这是谁啊？”聂奶奶说：“这是我爸爸。”田爷爷已经习惯了老伴这样“介绍”他。他牵着聂奶奶的手，就像牵着一个小朋友。田爷爷说：“她现在的认知水平和3～6岁的小朋友差不多，几乎谁也不认识，对他人戒备心很强。”

（资料来源：杨玲、刘晓芳，《关爱老人 警惕“记忆橡皮擦”》，《兰州日报》，2023年9月22日）

（三）语言障碍

语言障碍是指个体在理解或使用口头语言、书面语言或其他符号系统时存在的障碍。失智老年人的语言障碍主要表现在以下几个方面：

（1）表达能力下降。需要花费较长的时间组织语言，常出现措辞不当、前言不搭后语的情况，只能用简单字词表达自己的需求，如饿了只会说“吃”“饿”等。

（2）不能准确说出物品名称。例如，失智老年人拿着笔，知道笔的作用是写字，也能拿着笔写字，但是不能说出“笔”这个名称。

（3）理解能力下降。对于他人说的话，需要花费较长的时间去理解，或者只能理解个别字词的意思，或者完全无法理解。

（四）判断力下降

判断力是指个体对事物、信息进行分析和决断的能力。失智老年人判断力下降主要表现为缺乏推理、决策、处理复杂事务的能力，缺乏危机意识、谨慎意识和自制力，容易上当受骗等。例如，失智老年人不能意识到腐败的食物不能吃，不知道根据气温变化情况增减衣物，过马路时不看红绿灯、不走人行横道等。

（五）抽象思维能力下降

抽象思维能力是指个体揭示事物本质和内在联系的能力。失智老年人抽象思维能力下降主要表现在以下几个方面：

（1）不能理解谚语、歇后语等俗语的含义。例如，不能理解“打肿脸充胖子”的含义。

（2）不能对事物进行分析、归纳。例如，不知道苹果、橙子、草莓的共性是都属于水果，不能将颜色相同的物品分成一类。

（3）不能对事物下定义。例如，不能对绿色植物下定义。

（六）执行功能障碍

执行功能障碍主要表现为难以制订、完善和执行计划，难以解决问题、改正错误。失智老年人的执行功能障碍主要表现在以下几个方面：

（1）不能有条理地处理事情。例如，不能按照正确顺序穿衣服，不能按时、按量服药。

（2）基本的日常生活不能全部自理。例如，不能独立如厕、洗澡等。

（3）难以完成自己以前熟悉的工作。例如，老年人失智后，不能完成两位数以内的加减运算，甚至分不清钱款的数额。

（七）失认和失用

失认是指没有明显的感觉障碍和记忆障碍，却不能感知和辨认外界事物的病理状态，包括视觉失认、听觉失认、触觉失认等多种类型。例如，有些失智老年人视觉正常，但是看到桌子、椅子时却不能识别出它们是桌子、椅子，看到镜子里自己的影像时不能认出那是自己的影像。又如，有些失智老年人触觉正常，但是无法仅靠触觉来识别手中的物品是杯子。

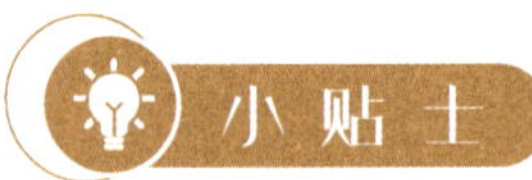

视觉失认是指初级视觉功能正常，但不能识别见到的以往熟悉的物品或面孔。

听觉失认是指听力正常，但不能识别以往熟悉的声音。

触觉失认是指触觉、温度觉、本体感觉等基本感觉正常，但不能通过触摸来识别以往熟悉的物品。

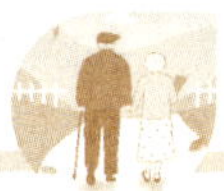

失用是指没有感觉障碍、运动障碍、智能障碍，但是不能进行以往掌握的特定运动的病理状态，包括观念性失用、结构性失用、观念运动性失用和肢体运动性失用等。例如，有些失智老年人能理解他人的指令，但不能按指令完成刷牙、梳头、穿衣、如厕等事情。

（八）感知觉能力下降

感知觉能力是大脑对直接作用于感觉器官的客观事物的反映。失智症对大脑特定部位的影响，会导致失智老年人感知觉能力下降甚至逐渐丧失，使他们对触摸、针刺等刺激的反应减弱或增强，在感觉和分辨事物方面经常犯错。例如，有些失智老年人不能感知食物的冷热，进食、饮水时容易烫伤。

（九）性格改变

性格是指人的稳定态度和习惯化的行为方式的个性心理特征。失智老年人的性格改变主要表现为以自我为中心、对他人漠不关心、爱抱怨、多疑等。

（十）精神行为症状

精神行为症状是指失智老年人经常出现的感知觉、思维、心境或行为方面的精神病理症状。失智老年人常见的精神行为症状有情感淡漠、幻觉、妄想、抑郁（见图 1-1）、焦虑、重复行为、攻击行为、跟脚行为等。

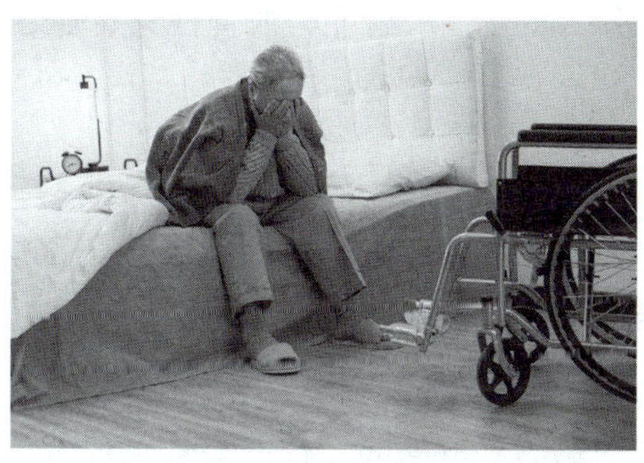

图 1-1 抑郁的失智老年人

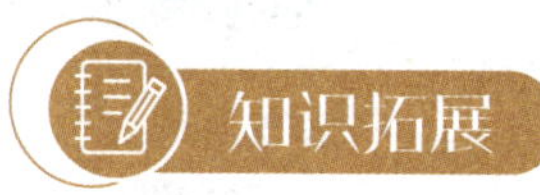

一般老年人与失智老年人的区别

一般老年人与失智老年人的区别主要表现在以下几个方面：

（1）记忆力。一般老年人遗忘是因为一时想不起来，过一段时间或在他人的提示下他们能够想起来。失智老年人遗忘是因为信息没有存储在大脑的信息库中，所以即使在他人的提示下他们也无法想起来。

（2）定向力。一般老年人偶尔会想不起来某一天的日期，并且很少走失。失智老年人经常不清楚日期，严重者甚至无法分清季节和昼夜，不知道所处空间位置，容易走失。

（3）语言表达能力。一般老年人在表达自己的想法时偶尔会出现用词不当的情况，但仍能正常与他人交流，也能准确说出物品名称。失智老年人经常会出现忘记简单的词语、突然间不知道如何继续谈话、重复地自言自语等情况，影响他们与他人的交流。此外，还会出现无法准确说出物品名称的情况。

（4）判断力。一般老年人偶尔会做出不恰当的决定。失智老年人经常做出不恰当的决定，无法判断自己是否被他人诱骗。

（5）生活自理能力。一般老年人具备基本的生活自理能力。失智老年人会逐渐丧失基本的生活自理能力。

（6）情绪。一般老年人可保持正常的喜、怒、哀、乐等情绪。失智老年人冷漠、易怒，经常无理由地出现情绪变化较大的情况。

（7）性格。随着年龄的增长，一般老年人的性格或多或少会出现某些变化，但都在可理解的范围内。失智老年人会出现性格大变的情况，如从很有礼貌变得很喜欢攻击他人。

三、失智症的分类

根据病因，可将失智症分为退化性失智症、血管性失智症、混合性失智症和其他类型失智症。

（一）退化性失智症

退化性失智症是指由脑部神经细胞缓慢坏死导致的失智症，包括阿尔茨海默病、额颞（niè）叶痴呆、路易体痴呆、帕金森病痴呆等。

1．阿尔茨海默病

阿尔茨海默病是失智症中发病率最高的一种，它是一种与年龄相关，呈进行性发展的神经退行性疾病。认知功能障碍是阿尔茨海默病的特征性表现，随着病程的进展，患者的认知功能障碍程度逐渐加深。记忆障碍是阿尔茨海默病的首发症状，在早期不易被察觉，人们常常将其与正常老化导致的健忘混淆。

阿尔茨海默病常见问题解答

2．额颞叶痴呆

额颞叶痴呆是指以额前叶和颞叶前部萎缩为主要病变，以语言障碍（如表达困难）、性格改变（如固执、冷漠）、精神行为症状（如妄想、重复做某个动作）为主要特征的神经变性疾病。额颞叶痴呆患者在早期一般不会出现记忆障碍症状。

3．路易体痴呆

路易体痴呆是一种以波动性认知功能障碍、反复发生的视幻觉和帕金森综合征（主要表现为肌肉强直、双手搓丸样震颤、动作缓慢、步态异常、表情淡漠等）为主要特征的神经变

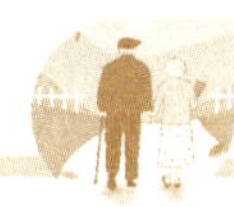

性疾病。除上述症状外，路易体痴呆患者还会出现快速眼动睡眠障碍、吞咽障碍、无法解释的反复跌倒和自主神经功能障碍等症状。

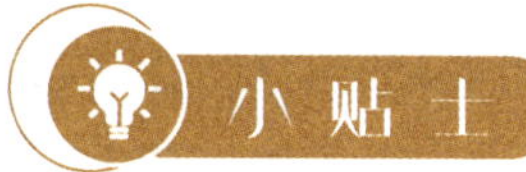

波动性认知功能障碍是指认知功能障碍症状具有波动性，即患者的认知功能时好时坏，起伏变化大，认知功能障碍可持续几分钟、几小时或几天，之后又可以恢复。

快速眼动睡眠障碍是发生在快速眼动睡眠期的一种睡眠异态，常表现为快速眼动睡眠行为障碍和梦魇。其中，快速眼动睡眠行为障碍是指在快速眼动睡眠期反复发作的睡眠相关发声和（或）复杂动作。

4. 帕金森病痴呆

帕金森病痴呆是一种由帕金森病引起的失智症。一般情况下，患者在帕金森病晚期才会出现失智症状。帕金森病痴呆的临床特征表现在以下两个方面：

（1）认知功能障碍，包括执行功能障碍、视空间功能障碍等。其中，执行功能障碍是帕金森病痴呆的标志性特征和早期表现，包括任务转换障碍、注意力下降、制订计划缺陷；视空间功能障碍包括不能经视觉判断物体在空间内的位置、分不清几个物体在空间内的位置关系等。

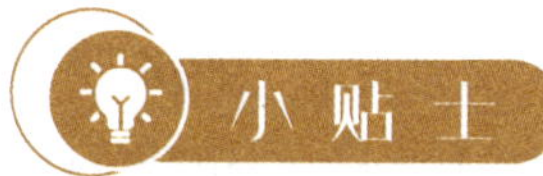

认知功能障碍出现在帕金森综合征起始 1 年以上者多为帕金森病痴呆，1 年以下者多为路易体痴呆。

（2）精神行为症状，包括幻觉、妄想、抑郁、焦虑和睡眠障碍（如入睡困难、睡眠维持困难、过度睡眠、睡眠觉醒周期紊乱和睡眠行为异常等）等症状。

（二）血管性失智症

血管性失智症是一种由脑血管疾病导致的智力及认知功能障碍综合征，可发生在多次短暂性脑缺血发作或连续的急性脑血管意外之后，个别情况下也可发生在一次严重脑卒中后。血管性失智症的症状较为复杂，与患者受损的脑部位和受损程度有关。

血管性失智症的主要特征有以下两点：① 发病突然，常伴随脑血管疾病的发生；② 患者能感受到自己认知功能的变化。血管性失智症的病程通常呈波动性和阶梯式发展，病情会在某个时期突然恶化，而后逐渐趋于稳定，甚至略微好转。只要找到病因并及时治疗，就可以有效防止血管性失智症恶化。

（三）混合性失智症

混合性失智症是指混合两种或两种以上类型的失智症，其中最常见的是阿尔茨海默病与血管性失智症的混合体。例如，一名阿尔茨海默病患者在患脑血管疾病后，失智程度持续加重，成为阿尔茨海默病/血管性混合性失智症患者。

（四）其他类型失智症

其他类型失智症主要是指由其他疾病或行为（如中枢神经感染、脑外伤、脑肿瘤、药物中毒、过量饮酒、抑郁症等）导致的失智症，包括进行性核上性麻痹、亨廷顿舞蹈症、酒精性痴呆等。其他类型失智症在早期可能是可逆的，但如果患者因没有得到及时治疗而出现永久性的神经损伤，则该病症是不可逆的。

四、失智症的病程

通常可以将失智症的病程大致分为早期、中期、晚期三个阶段，各个阶段之间存在重叠和交叉，并无明确界限。

（一）早期

早期是失智症的轻度阶段，持续时间为1～3年。失智症早期的症状经常被忽视，因为这些症状与正常衰老的表现类似。失智症早期的主要症状如下：

（1）近期记忆受损，远期记忆保存完好。对最近发生的事情没什么印象，容易忘记他人和自己讲过的事情，且事后经他人提醒也想不起来；容易遗失物品，且事后想不起来自己到底把这些物品放在了哪里。

（2）时间和空间定向障碍。时间观念较差，不清楚当前的年份、月份或日期，但能分辨昼夜；可能会在陌生的地方走失。

（3）语言表达困难，说话不如以前流畅，不能准确说出物品名称。

（4）做决定时犹豫不决，难以做出正确的决定。

（5）能独立完成日常生活中的修饰、洗澡、进食、穿衣和如厕等活动，但做不好相对复杂的事情。例如，不能独立进行烹饪、购物。

（6）出现焦虑、情感淡漠等精神症状。

（7）不愿意社交，或者干脆置身于社交环境之外。

（二）中期

中期是失智症的中度阶段，持续时间为2～10年，患者的脑部损伤相较于早期进一步加重。失智症中期的主要症状如下：

（1）近期记忆和远期记忆受损均比较严重。出现比较严重的记忆紊乱甚至丧失记忆，容易忘记刚做过的事情，如不记得刚吃了什么；不能完整地回忆人生中的重要事件；忘记家庭住址和亲友的姓名。

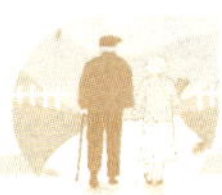

（2）定向障碍进一步加重。没有时间观念，不清楚当前的年份、月份或日期，不知道当前的季节，分不清昼夜；没有空间观念，在熟悉的地方也不能分辨方向，如在家中想如厕时找不到卫生间的位置；有时会不认识家人和朋友，有时还会不知道自己是谁。

（3）语言障碍进一步加重。经常只说简单的字词，且语言内容贫乏、缺乏逻辑性，表达不连贯，难以说清楚自己的想法，也不能理解他人的语言。

（4）出现失用和失认的症状。

（5）日常生活可以部分自理或不能自理。例如，无法独立洗澡、穿衣、进食、如厕等，需要他人协助。

（6）出现精神行为症状，在公共场所做出不适当的举动，常常与家人和照护人员发生冲突。

（三）晚期

晚期是失智症的重度阶段，持续时间为 8～12 年。失智症晚期的主要症状如下：

（1）记忆障碍严重。丧失大部分记忆，仅存片段的记忆，忘记自己的家人和朋友，忘记自己的姓名和年龄，不记得人生中的重要事件。

（2）语言障碍严重。几乎不说话或只重复说某句话，无法与他人正常交流。

（3）丧失生活自理能力，需由他人协助或完全依赖他人完成日常生活事务。

（4）出现肢体僵硬、肌肉强直、挛缩、步态不稳等神经系统体征，逐渐丧失行走能力，需借助轮椅移动，最后甚至无法坐、立，只能卧床（见图 1-2）。

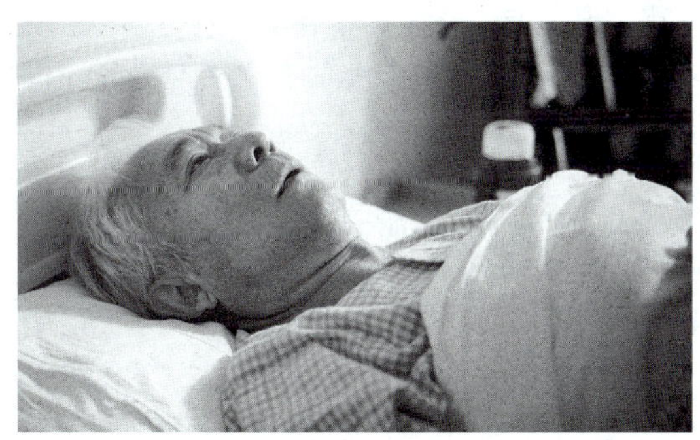

图 1-2　卧床的失智老年人

（5）通常伴有营养不良、肺部感染、尿路感染、皮肤感染等并发症。

任务实施

失智症知识竞赛

【任务描述】

学生自由分组，开展失智症知识竞赛。其中一个小组当擂主，其他小组就失智症的相关知识轮流向擂主提问。

【实施要求】

（1）5～8 人一组，从中选出一名小组长和计分员。小组长负责本次任务实施的具体分工，计分员负责记录自己小组的得分情况。

（2）各小组搜集有关失智症的资料，结合所学知识，列出 20 道有关失智症的问题，问题必须明确且便于快速回答。

（3）擂主必须在 30 秒内回答问题，如果擂主回答错误或者未在规定的时间内回答，则由提问的小组当擂主。擂主每答对 1 题得 1 分，答错不计分。如果提问的小组提出的问题有误或不明确，则扣 1 分。

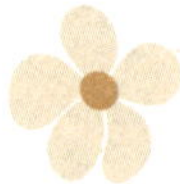

任务二　了解失智老年人照护

任务导入

胡奶奶，73 岁，是一名重度阿尔茨海默病患者，现居住在某养老院中。胡奶奶刚入住养老院时，经常随地大小便，情绪不稳定，有时还会打骂他人。为了更好地照护胡奶奶，照护人员小吴对胡奶奶的情况进行了深入了解。小吴了解到，胡奶奶和父亲的感情特别深厚。于是，小吴每天都会和胡奶奶聊一些关于她父亲的事情，在胡奶奶情绪不稳定的时候，小吴也会提及她父亲，让她的情绪稳定下来。

胡奶奶刚入住养老院时，经常晚上在房间里徘徊或翻箱倒柜，总是折腾到凌晨才睡觉，这导致胡奶奶白天的精神状态很糟糕。为解决这个问题，小吴有意地丰富胡奶奶白天的活动，陪她散步、做游戏等，鼓励她和其他老年人交流，以此来调整她的作息时间。

现在胡奶奶作息规律，晚上九点左右就能入睡，白天的精神状态也有了明显改善。她不再随意打骂他人，见到人总是笑呵呵的。

思考：

（1）失智老年人照护的内容有哪些？

（2）失智老年人照护的原则有哪些？

（3）失智老年人照护的模式有哪些？上述案例中的照护模式属于哪一种？

一、失智老年人照护的内容

失智老年人照护员

失智老年人照护的内容主要包括日常生活照护、认知功能促进、活动功能维护、健康促进和意外救护、精神行为症状应对五个方面。

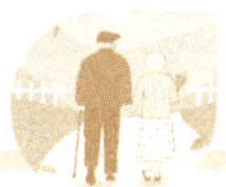

（一）日常生活照护

随着病程的进展，失智老年人会逐渐丧失生活自理能力，需要照护人员提供日常生活照护服务。日常生活照护主要包括饮食照护、穿着照护、卫生照护、睡眠照护和排泄照护五个方面的内容。

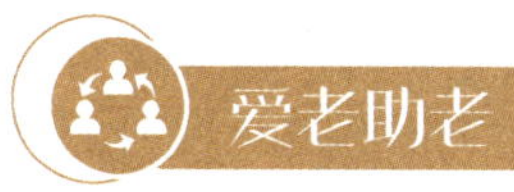

用心照护失智老年人

孙奶奶，87岁，患阿尔茨海默病。孙奶奶早上刚起床，专职住家失智老年人照护人员杨阿姨就搀扶着孙奶奶走进卫生间。杨阿姨协助孙奶奶如厕后，又按顺序协助她喝水、刷牙、洗脸，然后陪她吃早餐。杨阿姨说："中间的顺序不能乱，如果协助她先刷牙，再喝水，她就可能把漱口水喝下去。因为对阿尔茨海默病患者来说，按部就班才能让他们有安全感。"

吃完早餐后，杨阿姨会陪孙奶奶在客厅做体操、玩游戏，为她按摩，然后陪她吃午餐、睡午觉。孙奶奶午睡起床后，杨阿姨会喂她水和水果，陪她玩游戏，为她按摩。到了晚上9点，孙奶奶会准时睡觉。"我早上要比孙奶奶起得早，晚上要比孙奶奶睡得晚。到了晚上，我会在孙奶奶的床边放一张椅子。如果她起夜，碰到椅子发出声响，我就能第一时间听到，然后搀扶她去卫生间。"杨阿姨说。

（资料来源：杜玉泉、胡谦，《照护阿尔茨海默病患者6年，她说："我的职责，是让他们安心"》，《成都商报》，2023年7月28日）

（二）认知功能促进

认知功能促进是指通过设计可以刺激大脑功能的任务来改善失智老年人受损的认知功能，包括认知功能训练和认知功能障碍非药物治疗两个方面。认知功能训练包括记忆力训练、定向力训练、注意力训练、判断力训练、理解能力训练、思维能力训练、计算能力训练、失认训练、失用训练等。认知功能障碍非药物治疗方法包括音乐治疗、园艺治疗、怀旧治疗等。

（三）活动功能维护

活动功能维护是指通过协助失智老年人完成促进身体活动功能的任务来维护失智老年人的活动功能。活动功能维护包括协助失智老年人进行体位转移，进行关节活动与肢体按摩，开展室内、室外活动等。

（四）健康促进和意外救护

随着病程的进展，失智老年人可能会出现各种健康问题或者发生一些意外，因此，照护

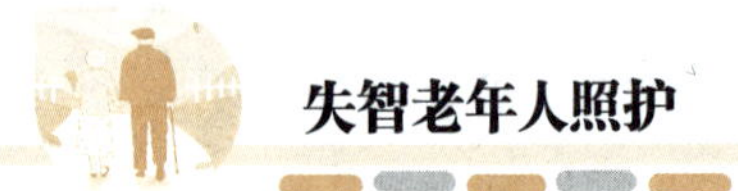

人员要做好失智老年人身体健康促进、心理健康促进和意外救护工作，从而保障失智老年人的身心健康和生命安全。

（五）精神行为症状应对

失智老年人可能会出现幻觉、妄想、重复行为、攻击行为等精神行为症状。照护人员需要了解这些精神行为症状的具体表现，以理解、尊重、包容的心态对待失智老年人，并采取有针对性的措施减轻或消除失智老年人的精神行为症状，从而提高其生活质量。

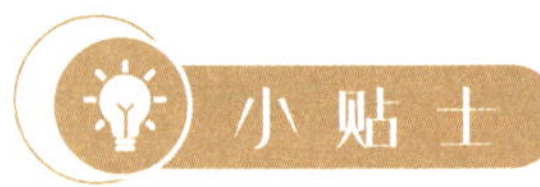
小贴士

处于不同病程的失智老年人的主要症状不同，照护人员的照护重点也不同。失智症早期的照护重点是帮助失智老年人维持认知功能，督促失智老年人按照计划完成日常生活事务，维持生活自理能力；中期的照护重点是日常生活照护，鼓励、引导失智老年人积极参与日常活动，同时要积极应对失智老年人的精神行为症状；晚期的照护重点是日常生活照护，尽量让失智老年人感到舒适和安全，为失智老年人提供精神上的支持。

二、失智老年人照护的原则

（一）整体性原则

照护人员在照护失智老年人的过程中，应树立整体性照护的观念，根据生物-心理-社会医学模式，了解失智老年人生理、心理、社会等方面的需求，为失智老年人提供全面的照护服务，以提高失智老年人的生活质量。例如，照护人员不仅需要观察失智老年人在饮食、排泄等日常生活方面是否需要协助，还需要关注失智老年人是否存在抑郁等症状、能否正常进行社交、是否愿意参加活动等。

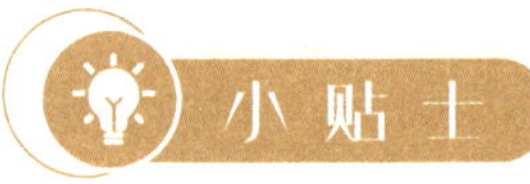
小贴士

生物-心理-社会医学模式是以相互关联的生物学因素、心理因素、社会因素为一体的现代医学模式。

（二）个性化原则

照护人员应根据失智老年人的基本情况和症状，为失智老年人制订包括身体、心理、社会等不同方面的个性化照护方案，且照护方案应尽可能符合失智老年人原有的生活习惯。具体来说，照护人员在照护失智老年人的过程中，应做到以下几点：

（1）了解失智老年人的基本情况。照护人员应清楚地了解失智老年人的生活经历、性

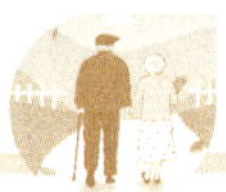

格、喜好、情感状况、经济条件、文化程度等基本情况，善于以他们记忆深刻的人和事为话题与他们交流（见图 1-3），也可以借此适时对他们实施怀旧治疗，以改善他们的认知功能，增强他们的幸福感、安全感。

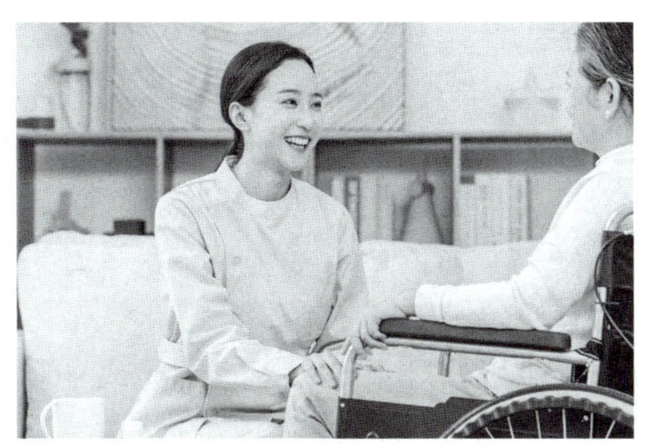

图 1-3　与失智老年人交流

（2）了解失智老年人的症状。不同失智老年人的症状、同一失智老年人在不同时期的症状都会有所不同，照护人员应认真观察和总结他们的症状，采取个性化照护措施。例如，对于食欲减退的失智老年人，照护人员在不影响病情和保证营养均衡的前提下，可以允许他们选择自己喜爱的食物，延长进餐时间，适当加餐；对于贪食的失智老年人，照护人员可通过与其聊天、让其参与活动等方式转移其注意力，帮助其减少进食量。

（三）安全性原则

因失智症具有特殊性，失智老年人和照护人员均存在安全风险。因此，失智老年人照护的安全性原则包括两个方面：一是照护人员对失智老年人的安全防护，二是照护人员对自身的安全防护。具体来说，照护人员在照护失智老年人的过程中，应做到以下几点：

（1）识别并预防失智老年人的安全风险。病程不同，失智老年人可能发生的安全风险事件也不同。照护人员应准确评估失智老年人可能存在的安全风险，提前采取预防安全风险事件发生的措施。例如，处于失智症中期、能独立行走的失智老年人，由于出现记忆障碍和定向障碍等症状，存在走失的风险，因此照护人员应采取预防走失的措施；处于失智症晚期的失智老年人，由于出现吞咽功能下降等症状，存在噎食的风险，因此照护人员应采取预防噎食的措施。

（2）妥善存放危险物品。照护人员应将尖锐物品、热水瓶、杀虫剂等可能引发安全事故的危险物品放在失智老年人不易拿到的地方。

（3）营造安全的生活环境。照护人员应保证失智老年人的居室光线充足、地面无水渍等。

（4）保证自身安全。当失智老年人出现暴力行为时，照护人员应避免和他们发生正面冲突，仔细分析他们出现暴力行为的原因，安抚他们，使他们冷静下来，从而保障自己的人身安全。

（四）尊重性原则

照护人员在照护失智老年人的过程中，应尽可能尊重和理解失智老年人。同时，为了避免伤害老年人的自尊心，照护人员也要注意自己的言行举止。具体来说，照护人员在照护失智老年人的过程中，应做到以下几点：

（1）尊重失智老年人的生活习惯、价值观和宗教信仰等。照护人员应了解失智老年人的生活习惯和宗教信仰等，为他们制订合适的作息时间表和食谱，协助失智老年人养成良好的生活习惯。

（2）理解和包容失智老年人。照护人员应鼓励失智老年人说出内心的感受和想法，耐心倾听，给予理解和支持，让他们感受到自己被尊重。照护人员还应了解失智老年人出现精神行为症状的原因，包容、接纳他们，不要否定、指责他们或与他们发生争执。

（3）言行举止恰当。照护人员在协助失智老年人完成如厕、洗澡、更换贴身衣物等容易暴露隐私部位的事情时，应拉好窗帘，防止隐私泄露。照护人员在失智老年人面前，不要随意讨论他们的病情，也不要抱怨照护工作的辛苦，以免让他们产生负罪感，感到伤心、羞愧。照护人员还应注意，不要做出拍打失智老年人头部等让他们感到不适或有伤自尊心的动作。

（4）用对待一般老年人的态度对待失智老年人。虽然失智老年人有时候表现得有些幼稚，但是他们是拥有几十年人生阅历、有尊严的成年人，因此，照护人员应尽力维护失智老年人作为成年人的尊严，用对待一般老年人的态度对待他们。

（五）支持性原则

照护人员要尽可能鼓励和支持失智老年人做一些力所能及的事，以维持失智老年人现有的能力。具体来说，照护人员在照护失智老年人的过程中，应做到以下几点：

（1）根据失智老年人的能力为其提供服务。照护人员应准确评估失智老年人的能力，准确判断哪些事情失智老年人可以独立完成，哪些事情需要在他人的指导下完成，哪些事情需要他人协助才能完成。对于失智老年人不能独立完成的事情，可以先指导他们，必要时再予以协助。

（2）鼓励失智老年人做事情。照护人员既不能阻止失智老年人做一些他们想做的事情，也不能强迫失智老年人做一些他们做不好的事情，而应鼓励失智老年人做一些他们想做并且能做好的事情。

（3）不要催促失智老年人。失智老年人可能出现理解能力下降和执行功能障碍，往往需要花费比一般老年人更多的时间去理解和执行指令。因此，照护人员不要催促他们，或者表现出不耐烦，以免让他们产生压力和挫败感。

（4）多肯定和赞扬失智老年人。在失智老年人做事情时，无论结果如何，照护人员都应肯定和赞扬他们，增强他们的参与感和成就感。

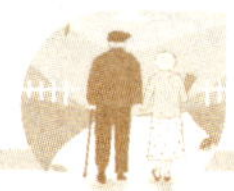

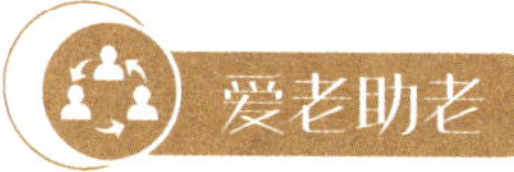

在养老院当“演员”，陪伴失智老年人

小李是某养老院的一名照护人员，她的工作主要是照护该养老院内的几位失智老年人，协助他们完成各项康复训练项目。

扮演这些失智老年人的家人、朋友是小李每天的主要工作之一。在这几位失智老年人眼里，小李可能是他们的女儿、姐姐或同事。对同一失智老年人而言，小李的身份也不固定。例如，某天早上见面时，邹爷爷以为小李是他的孙女，说“我孙女来啦”，小李就会扮演邹爷爷孙女的角色，对邹爷爷说“对呀，我来了，我妈妈今天没空来看您，让我来照顾您”。过一会儿，邹爷爷再次见到小李时，将小李认成自己的姐姐，问小李一些生活上的事情，如“为什么今天没有上班”“为什么不带我回家”等，小李就会扮演邹爷爷姐姐的角色。

小李虽然年龄不大，但她已经和几位失智老年人成了“忘年交”。每天，她都要对这几位失智老年人进行记忆力训练，并照护他们的日常起居。日复一日，他们对她的依赖性越来越强。有一次，一位老年人的家人来看望他，这位老年人没有任何反应，但是当小李到房间里跟他打招呼时，他就又哭又闹，说小李终于来看他了。这让小李为老年人感到心酸的同时，也获得了工作的成就感。

失智老年人存在认知功能障碍，因此照护工作难度更大。有些失智老年人经常会步履蹒跚地四处寻找东西，有些还会在半夜梦游，醒来后大吵大闹、推搡打人。遇到这种情况时，小李会立即引导周围的老年人撤离，陪伴在失控的老年人身边，让他慢慢平静下来。失智老年人闹起脾气来就无法控制自己的情绪，虽然小李有时候也会感到委屈、难受，但每当她出现，这些失智老年人就能很快平静下来，仿佛她是他们的一颗定心丸。这让她越发坚定当初的选择——真正帮助这些需要关心的失智老年人。

失智老年人的信任给予了小李坚持下去的动力，也让小李坚信，照护失智老年人有助于她实现自我价值。“希望有更多年轻人能加入养老行业。没有老年人的付出，就没有我们现在的生活。我照护失智老年人，不仅是帮助他们的子女，也是代表年轻人感谢他们曾经的付出。”小李说。

（资料来源：艾宇韬，《这位00后在养老院当了六年“演员”……》，人民网，2022年8月24日）

课堂互动

贺爷爷，68岁，处于失智症中期，在日常生活中需要他人协助如厕、穿衣、洗澡，能自主进食，有行走能力，目前已经出现记忆障碍、定向障碍、语言障碍等症状，吃完饭后总是喜欢一个人在家里徘徊。

照护人员在照护贺爷爷的过程中，应注意哪些事项？

三、失智老年人照护的模式

失智老年人照护的模式可分为居家照护、社区照护和机构照护等。

（一）居家照护

居家照护是指失智老年人居住在家中，接受家庭内部和家庭外部提供的照护服务的照护模式。居家照护包括两个部分：一是家庭成员提供的照护服务，二是政府、社区、养老机构、医疗机构等提供的居家上门服务。

采用居家照护模式，可以使失智老年人在熟悉的环境中接受照护服务，享受家人的陪伴，满足其情感需求，而且所需费用相对较低；同时，还可以使失智老年人在家中接受由政府、社区、养老机构、医疗机构等提供的健康教育、心理疏导、助浴、助餐等服务。因此，居家照护模式是我国大多数失智老年人家庭首选的照护模式。

（二）社区照护

社区照护是指失智老年人居住在家中，主要由政府和社区为其提供社会性的专业照护服务的照护模式。社区照护服务包括技术性的医疗照护、一般性的个人日常照护、社会支持等。

（三）机构照护

机构照护是指失智老年人入住配备各种照护设施和专业照护人员的机构，接受机构提供的专业照护服务的照护模式，如图1-4所示。

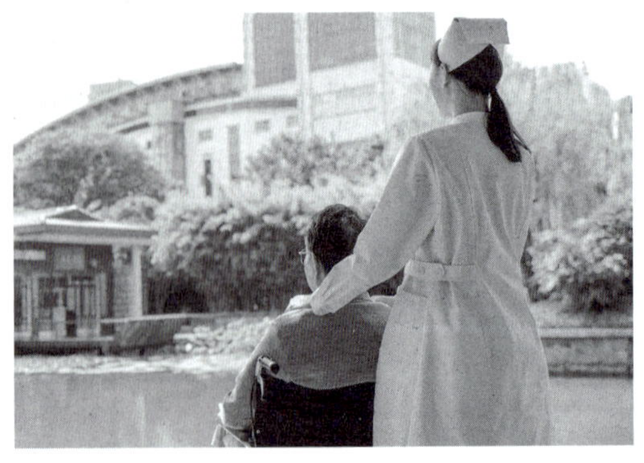

图1-4　机构照护

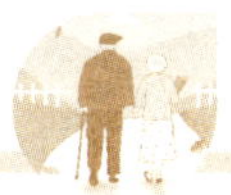

失智老年人可能出现精神行为症状，其照护需求有别于一般老年人。为使失智老年人享受到较高品质的照护服务，目前国内一些机构在原有基础上设置失智老年人照护专区，并开始涌现出一批失智老年人专业照护机构。

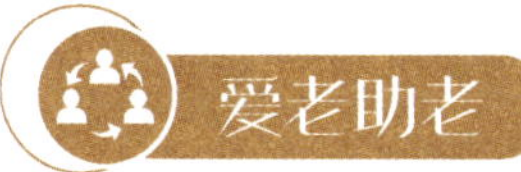

设置失智老年人照护专区，贴心守护失智老年人

某养老机构的失智老年人照护专区（以下简称“照护专区”）完成建设并投入使用。为了给失智老年人提供良好的生活护理环境和心理康复环境，照护专区在采取加强门禁、安装摄像头、将电器插头上锁等安全举措的同时，还采用“小单元+家庭式”照护模式，模拟正常生活场景，按居家理念营造温馨的家庭氛围，并在室外建“乐龄花园”，方便失智老年人锻炼身体。

照护专区共设20个照护床位，被评估为中度认知功能障碍及以上的失智老年人可入住照护专区。照护专区每个房间设置2个床位，失智老年人的漱口杯、衣柜等都有专属颜色及图案，以便失智老年人更好地识别自己的物品；床头安装有紧急呼叫器，方便失智老年人快速呼叫照护人员；卫生间墙面上安装有扶手，方便失智老年人如厕和沐浴。

照护专区的护理团队由5名从事养老护理工作5年以上的照护人员组成，他们均具备中级职称，并经过失智症照护专项培训，取得了相关资格证书。

照护专区每天都会安排益智游戏等非药物治疗活动，将娱乐与认知功能训练、肢体锻炼相结合，延缓失智老年人认知功能衰退的速度，改善失智老年人的心理问题。“之前有位老年人在普通区域居住时性格比较孤僻，来到照护专区后，慢慢开始走出房门，和大家一起玩游戏了。”照护人员小朱说。

（资料来源：胡铭，《以爱之名，贴心守护“老宝贝”！认知症照护专区投入使用》，《新民晚报》，2023年10月4日）

任务实施

记录失智老年人照护人员的一天

【任务描述】

通过网络搜索、电话访谈、实地走访等形式，选择一名失智老年人照护人员，用文字或视频的方式记录该照护人员一天的工作情况。

【实施要求】

（1）4～6人一组，从中选出一名小组长，由小组长负责本次任务实施的具体分工。

（2）小组成员通过网络搜索、电话访谈、实地走访等形式，用文字或视频记录该照护人员一天的工作情况。

（3）小组长对所搜集的文字和视频资料进行整理，并以 PPT 的形式呈现，必要时配上相应的访谈视频。

（4）小组长在课堂上汇报 PPT，教师进行点评。

学习成果自测

1．填空题

（1）________________是指个体对时间、空间、人物和自身状态辨识不清的精神病理状态。

（2）________________主要表现为难以制订、完善和执行计划，难以解决问题、改正错误。

（3）根据失智症的病因，可将失智症分为________________、________________、________________和其他类型失智症。

（4）________________是指通过设计可以刺激大脑功能的任务来改善失智老年人受损的认知功能，包括认知功能训练和认知功能障碍治疗两个方面。

（5）失智老年人照护的____________原则包括两个方面：一是照护人员对失智老年人的安全防护，二是照护人员对自身的安全防护。

2．选择题

（1）（　　）是失智症早期的突出症状。

A．定向障碍　　B．记忆障碍

C．人格改变　　D．判断力下降

（2）不能准确说出物品名称，是失智症症状中（　　）的体现。

A．语言障碍　　B．抽象思维能力下降

C．感知觉能力下降　　D．判断力下降

（3）下列选项中，不属于退化性失智症的是（　　）。

A．阿尔茨海默病　　B．帕金森病痴呆

C．路易体痴呆　　D．酒精性痴呆

（4）下列选项中，不属于日常生活照护的是（　　）。

A．饮食照护　　B．排泄照护

C．睡眠照护　　D．意外救护

（5）协助失智老年人完成如厕、洗澡、更换贴身衣物等容易暴露隐私部位的事情时，应拉好窗帘，防止隐私泄露。这体现了失智老年人照护的（　　）原则。

A．安全性　　B．支持性

C．尊重性　　D．整体性

3. 简答题

（1）简述失智老年人出现失认和失用症状的表现。

（2）简述失智症的病程。

（3）失智老年人照护的模式有哪些？

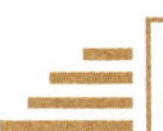

学习成果评价

请进行学习成果评价，并将评价结果填入表 1-1 中。

表 1-1　学习成果评价表

<table>
<tr><td>班级</td><td></td><td>组号</td><td></td><td>日期</td><td></td></tr>
<tr><td>姓名</td><td></td><td>学号</td><td></td><td>指导教师</td><td></td></tr>
<tr><td>项目名称</td><td colspan="5">失智老年人照护概述</td></tr>
<tr><td>评价项目</td><td colspan="2">评价内容</td><td>分值</td><td>自我评分</td><td>教师评分</td></tr>
<tr><td rowspan="5">知识
（40%）</td><td colspan="2">失智症的概念和主要症状</td><td>10</td><td></td><td></td></tr>
<tr><td colspan="2">失智症的分类和病程</td><td>10</td><td></td><td></td></tr>
<tr><td colspan="2">失智老年人照护的内容</td><td>5</td><td></td><td></td></tr>
<tr><td colspan="2">失智老年人照护的原则</td><td>10</td><td></td><td></td></tr>
<tr><td colspan="2">失智老年人照护的模式</td><td>5</td><td></td><td></td></tr>
<tr><td rowspan="2">技能
（40%）</td><td colspan="2">能够识别失智症的主要症状和病程</td><td>20</td><td></td><td></td></tr>
<tr><td colspan="2">在失智老年人照护工作中能够遵循失智老年人照护的原则</td><td>20</td><td></td><td></td></tr>
<tr><td rowspan="4">素养
（20%）</td><td colspan="2">具备良好的学习态度</td><td>5</td><td></td><td></td></tr>
<tr><td colspan="2">具备团队精神</td><td>5</td><td></td><td></td></tr>
<tr><td colspan="2">树立用心、细心关爱老年人的理念</td><td>5</td><td></td><td></td></tr>
<tr><td colspan="2">培养尊老敬老、爱岗敬业的品质</td><td>5</td><td></td><td></td></tr>
<tr><td colspan="3">合计</td><td>100</td><td></td><td></td></tr>
<tr><td colspan="3">总分（自我评分×40%+教师评分×60%）</td><td colspan="3"></td></tr>
<tr><td>自我评价</td><td colspan="5"></td></tr>
<tr><td>教师评价</td><td colspan="5"></td></tr>
</table>

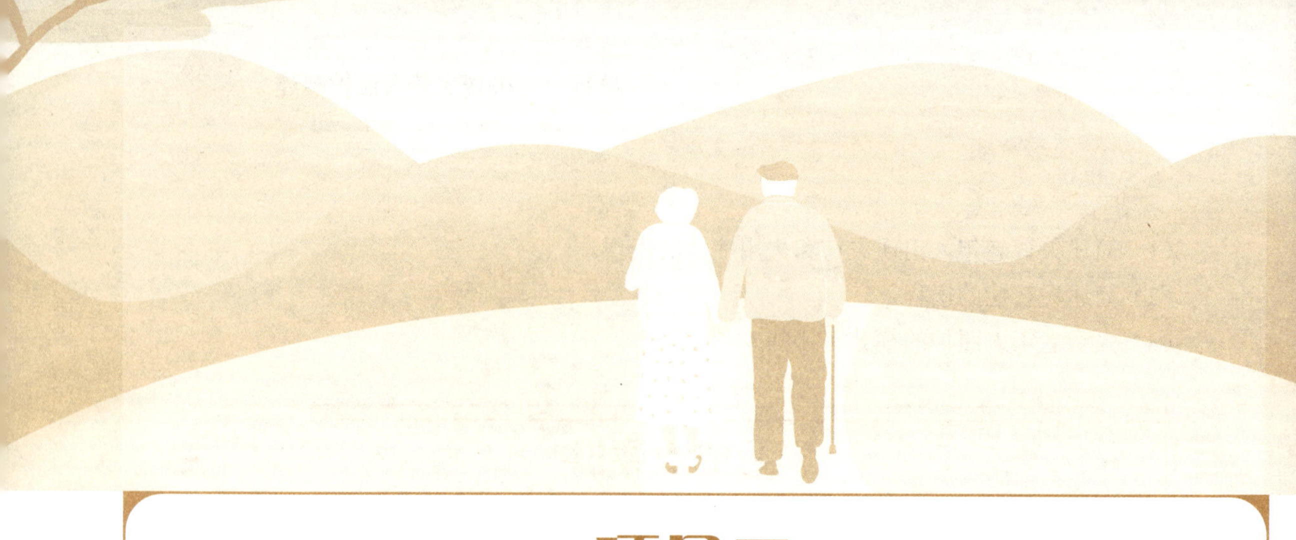

项目二 失智老年人评估与沟通

项目引言

对失智老年人进行评估，有助于照护人员了解他们的日常生活活动能力、认知功能、精神行为症状和抑郁状态，从而为其制订个性化的照护方案。与失智老年人沟通是失智老年人照护工作的基础。了解常见的失智老年人沟通障碍及其出现的原因，在与失智老年人沟通时遵循沟通原则并应用沟通技巧，能够促进与失智老年人的有效沟通。

知识目标

- 掌握日常生活活动能力评估。
- 掌握认知功能评估。
- 掌握精神行为症状评估。
- 掌握老年抑郁状态评估。
- 了解常见的失智老年人沟通障碍和出现沟通障碍的原因。
- 熟悉与失智老年人沟通的原则和技巧。

素质目标

- 通过学习失智老年人评估的相关知识，培养认真负责、严谨细致的职业素养。
- 通过学习“用心沟通，用爱交流”这一案例，培养理解、尊重、真诚的沟通素养。

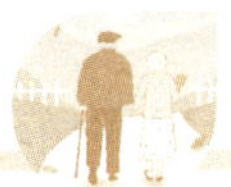

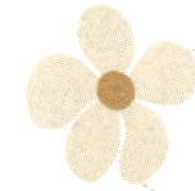

任务一 失智老年人评估

任务导入

吴爷爷，73岁，退休前是一名会计。1年前，吴爷爷开始出现记忆障碍，经常出门忘记带钥匙，买完菜又忘记把菜带回家。半年前，吴爷爷被确诊患有阿尔茨海默病，家人决定让吴爷爷入住一家设置了失智老年人照护专区的养老机构。在吴爷爷入住前，该养老机构安排专人对他进行了评估，并根据评估结果制订了照护方案。

评估人员对吴爷爷进行评估前，向吴爷爷和他的女儿介绍了此次评估的内容，包括日常生活活动能力评估、认知功能评估、精神行为症状评估和老年抑郁状态评估。在进行基本日常生活活动能力评估时，评估人员观察了吴爷爷完成进食、修饰、穿衣、床椅转移、平地行走、上下楼梯等活动的情况，还询问了吴爷爷平时在洗澡、如厕时是否需要他人帮忙和是否有大小便失禁的情况，并根据了解到的信息对各个项目进行了评分。

思考：

（1）失智老年人评估的内容有哪些？

（2）基本日常生活活动能力评估的内容有哪些？可以采用哪些方法进行评估？

一、日常生活活动能力评估

日常生活活动能力（ADL）评估是指对失智老年人完成满足日常生活需要的活动的能力进行评估，包括基本日常生活活动能力评估和工具性日常生活活动能力评估。

（一）基本日常生活活动能力评估

基本日常生活活动能力（BADL）是指失智老年人完成维持最基本的生活所必需的每日反复进行的活动的能力。失智老年人的基本日常生活活动能力受损，会导致其不能完成基本日常生活活动。通过基本日常生活活动能力评估，照护人员可以为失智老年人提供精准的基本日常生活照护服务。

1．评估内容

基本日常生活活动能力评估的内容包括失智老年人在进食、洗澡、修饰、穿衣、如厕、床椅转移、平地行走和上下楼梯时是否需要他人协助，是否存在小便和大便失禁的情况以及失禁的频率。

2．评估方法

基本日常生活活动能力评估的方法主要有直接观察法和间接评定法等。

（1）直接观察法。直接观察法是指评估人员直接观察失智老年人完成各项活动的情况，并按照一定的评估标准对其某项能力进行评分的方法。例如，在进行进食能力评估时，评估人员可直接观察失智老年人进食的情况并对其进食能力进行评分。直接观察法结果准确、可靠，但所需时间较长，另外有些活动不方便直接观察，如洗澡、如厕等。

（2）间接评定法。间接评定法是指评估人员通过与失智老年人及其家人、照护人员等交谈，根据交谈获得的信息对失智老年人的某项能力进行评分的方法。例如，在进行小便控制能力评估时，评估人员可询问失智老年人平时是否存在尿失禁现象及尿失禁的频率，根据答案对失智老年人的小便控制能力进行评分。间接评定法操作简单、省时，但评估结果的准确性不如直接观察法。

3. 评估量表

用于评估基本日常生活活动能力的量表有好几种，最常用的是 Barthel 指数评定量表（见表 2-1）。

表 2-1　Barthel 指数评定量表

评估项目	得分	评分标准
进食：使用合适的餐具将食物送到口中，并咀嚼、吞咽的过程		10 分：可以独立进食（在合理的时间内独立吃完准备好的食物）
		5 分：需要部分帮助才能完成（在进食过程中需要帮助，如协助使用餐具）
		0 分：需要极大帮助才能完成或完全依赖他人完成，或者留置营养管
洗澡：擦洗身体，除去污垢，不包括洗头发		5 分：准备好洗澡水后，可以独立完成
		0 分：需要帮助才能完成
修饰：包括洗脸、刷牙、梳头发、刮脸等		5 分：可以独立完成
		0 分：需要帮助才能完成
穿衣：包括穿脱衣服、扣扣子、拉拉链、穿脱鞋袜、系鞋带等		10 分：可以独立完成
		5 分：需要部分帮助才能完成（如能自己穿衣服，但需要他人帮助扣扣子）
		0 分：需要极大帮助才能完成或完全依赖他人完成
大便控制：自主控制大便		10 分：可以控制
		5 分：偶尔失禁（每周少于 1 次），或需要他人提示
		0 分：完全失禁
小便控制：自主控制小便		10 分：可以控制
		5 分：偶尔失禁（每天少于 1 次，但每周多于 1 次），或需要他人提示
		0 分：完全失禁，或留置导尿管

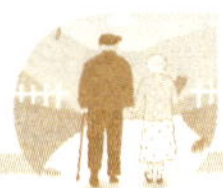

续表

评估项目	得分	评分标准
如厕：包括有便意时知道去卫生间或者使用便盆排便，排便前解开衣裤，排便后擦净身体、穿上衣裤、冲水或清洁便盆等		10 分：可以独立完成
		5 分：需要部分帮助才能完成（如需要他人帮忙冲水或整理衣裤等）
		0 分：需要极大帮助才能完成或完全依赖他人完成
床椅转移：包括坐在床边、起身移动到椅子附近、坐到椅子上和坐在椅子上、起身移动到床边、坐到床上等动作		15 分：可以独立完成
		10 分：需要部分帮助才能完成（如需要他人搀扶或使用拐杖）
		5 分：需要极大帮助才能完成（在较大程度上依赖他人搀扶和帮助）
		0 分：完全依赖他人完成
平地行走：在平地上行走 45 米		15 分：可以独立在平地上行走 45 米
		10 分：需要部分帮助（因肢体残疾、平衡能力差、过度衰弱、视力不良等，在一定程度上需要他人搀扶或使用拐杖、助行架等助行器）才能在平地上行走
		5 分：需要极大帮助（因肢体残疾、平衡能力差、过度衰弱、视力不良等，在较大程度上依赖他人搀扶）才能在平地上行走，或坐在轮椅上自行移动
		0 分：完全依赖他人完成
上下楼梯：连续上下 10～15 个台阶		10 分：可以独立上下楼梯（连续上下 10～15 个台阶）
		5 分：需要部分帮助才能完成（需他人搀扶，或扶着楼梯扶手、使用拐杖等）
		0 分：需要极大帮助才能完成或完全依赖他人完成
总分		

注：满分为 100 分，根据失智老年人所得总分将基本日常生活活动能力评估结果划分为 4 个等级，分别是能力完好（总分为 100 分）、轻度能力受损（总分为 65～95 分）、中度能力受损（总分为 45～60 分）、重度能力受损（总分≤40 分）。

课堂互动

表 2-2 是评估人员了解到的李爷爷的基本日常生活活动情况，请评估李爷爷的基本日常生活活动能力。

表 2-2　李爷爷的基本日常生活活动情况

评估项目	李爷爷的具体表现	得分	评估项目	李爷爷的具体表现	得分
进食	需要他人帮助持握筷子		如厕	需要他人帮忙整理衣裤	
洗澡	能独立洗澡		床椅转移	可以独立完成	
修饰	不能独立刷牙、刮脸		平地行走	可以独立在平地上行走 45 米	
穿衣	需要他人帮助扣扣子		上下楼梯	可以扶着楼梯扶手上下楼梯	
大便控制	可以控制		总分		
小便控制	偶尔失禁				

（二）工具性日常生活活动能力评估

工具性日常生活活动能力（IADL）是指失智老年人独立生活时需要借助工具来完成的较复杂的活动的能力。工具性日常生活活动能力受损，会降低失智老年人的社会参与度，导致其不能进行正常的社会生活。通过工具性日常生活活动能力评估，照护人员可以了解失智老年人能否独立生活和是否具备良好的社会生活能力。

1. 评估内容

工具性日常生活活动能力评估的内容包括失智老年人在购物、使用交通工具、烹饪食物、洗衣服、做其他家务、使用电话、服用药物、处理钱财时是否需要他人协助，以及需要他人协助的程度。

2. 评估方法

常用的工具性日常生活活动能力评估方法为间接评定法。

3. 评估量表

评估人员可使用工具性日常生活活动能力量表（见表 2-3）对失智老年人的工具性日常生活活动能力进行评估，评估时常根据失智老年人近一个月内的表现对其进行评分。

表 2-3　工具性日常生活活动能力量表

评估项目	得分	评分标准
购物		3 分：能独立购买任何需要购买的物品
		2 分：能独立购买日常生活用品
		1 分：每次购物时都需要有人陪同
		0 分：完全不能自己购物
使用交通工具		4 分：能独自乘坐公共交通工具或独自驾车
		3 分：能独自乘坐出租车，但不能乘坐其他公共交通工具
		2 分：当有他人协助或陪伴时，可乘坐公共交通工具外出
		1 分：能在他人的协助下乘坐出租车或私家车外出
		0 分：完全不能使用交通工具外出
烹饪食物		3 分：能独立准备食材、烹煮和摆放饭菜
		2 分：如果他人准备好所需食材，就能做出饭菜
		1 分：只会将已经做好的饭菜加热
		0 分：需要他人把饭菜做好、摆放好
洗衣服		2 分：能清洗所有衣服
		1 分：只能清洗小件衣服
		0 分：完全依赖他人清洗衣服
做其他家务		4 分：能做较繁重的家务或偶尔需要他人协助做家务（如清洗沙发、拖地、擦玻璃等）
		3 分：能做较简单的家务（如洗碗、整理床铺、扫地等）
		2 分：能做较简单的家务，但不能达到可被接受的整洁程度
		1 分：做所有家务都需要他人协助才能完成

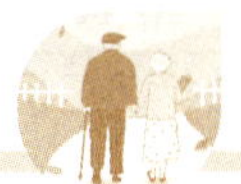

续表

评估项目	得分	评分标准
做其他家务		0 分：完全不会做家务
使用电话		3 分：能独立使用电话（含查电话号码、拨号等）
		2 分：仅会拨打熟悉的电话号码
		1 分：仅会接电话，不会拨打电话
		0 分：完全不会使用电话或不宜使用电话
服用药物		3 分：能独立在正确的时间服用正确的药物
		2 分：在他人的提醒或少量协助下，能正确服用药物
		1 分：如果他人事先准备好药物，自己就可以正确服用药物
		0 分：不能自己服用药物
处理钱财		2 分：能独立处理钱财
		1 分：能进行日常购物，但需要他人协助处理与银行的往来或大宗买卖
		0 分：不能处理钱财
总分		

注：满分为 24 分，根据失智老年人所得总分将工具性日常生活活动能力评估结果划分为 3 个等级，分别是能力完好（总分为 20～24 分）、轻度能力受损（总分为 12～19 分）、中重度能力受损（总分为 0～11 分）。

二、认知功能评估

进行认知功能评估，不仅可以确定失智老年人是否存在认知功能障碍，还可以评估其认知功能障碍的严重程度，有助于实现失智症的早预防、早发现、早治疗。

（一）评估方式

认知功能评估方式主要有客观心理评估、知情者报告、问卷调查等。

1．客观心理评估

客观心理评估是指直接对失智老年人的认知功能进行评估的方式。具体操作步骤如下：先让失智老年人完成指定的任务或题目，如画钟，然后根据一定的客观标准对其记忆力、注意力、语言能力等进行评估。

2．知情者报告

知情者报告是指从比较了解失智老年人的家人和照护人员等知情者处获得失智老年人的信息，间接对失智老年人的认知功能进行评估的方式。

3．问卷调查

问卷调查是指让被调查者回答问卷中的问题，然后根据问卷中的答案对失智老年人的认知功能进行评估的方式。问卷可分为结构式问卷、非结构式问卷、半结构式问卷三种。

（1）结构式问卷又称封闭式问卷或闭口式问卷，问卷中的问题均有固定的答案，被调查者按照要求选择其中一个或多个答案即可。

（2）非结构式问卷又称开放式问卷或开口式问卷，问卷中的问题均没有固定的答案，让被调查者自由发挥。

（3）半结构式问卷介于结构式问卷和非结构式问卷之间，即有的题目有固定的答案，有的题目没有固定的答案。

（二）评估工具

常用的认知功能评估工具有简易精神状态检查量表（MMSE）、画钟测验（CDT）、简易智力状态评估量表（Mini-Cog）和 AD8 量表。

1. 简易精神状态检查量表

简易精神状态检查量表是用于初步评估失智老年人认知功能的工具，包括对定向力（时间定向力和空间定向力）、记忆力（即刻记忆）、注意力和计算力、回忆力（延迟记忆）、语言能力、视空间能力（结构模仿）的评估，如表 2-4 所示。

表 2-4 简易精神状态检查量表（MMSE）

评估项目		指导语	记录	得分（回答正确得 1 分，回答错误或不知道得 0 分）
定向力	时间定向力	今年是哪一年？		
		现在是什么季节？		
		现在是几月份？		
		今天是几号？		
		今天星期几？		
	空间定向力	现在您在哪个省（市）？		
		现在您在哪个县（区）？		
		现在您在哪个乡（镇、街道）？		
		这里是什么地方？		
		现在我们在几楼？		
记忆力（即刻记忆）		现在我要说 3 件物品的名称，在我说完后，请您重复一遍并记住这 3 件物品，几分钟后我再问您。这 3 件物品分别是皮球、国旗、树木		
注意力和计算力		请您算一算，100 减去 7 等于几？然后用所得数字再减去 7，如此重复 5 次		
回忆力（延迟记忆）		现在请您说一说，刚才我让您记住的 3 件物品分别是什么？		
语言能力	说出物品名称	请问这（手表）是什么？		
		请问这（铅笔）是什么？		

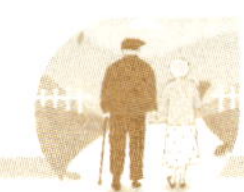

续表

<table>
<tr><th colspan="2">评估项目</th><th>指导语</th><th>记录</th><th>得分（回答正确得1分，回答错误或不知道得0分）</th></tr>
<tr><td rowspan="6">语言能力</td><td>复述</td><td>请您跟我说“四十四只石狮子”</td><td></td><td></td></tr>
<tr><td rowspan="3">理解指令</td><td>现在我要给您一张纸，请您用右手拿着这张纸</td><td></td><td></td></tr>
<tr><td>再用双手把它对折</td><td></td><td></td></tr>
<tr><td>然后将纸放在您的左腿上</td><td></td><td></td></tr>
<tr><td>阅读</td><td>请您读出卡片1（见图2-1）上的文字，再按要求做动作
请闭上您的眼睛
图2-1　卡片1</td><td></td><td></td></tr>
<tr><td>说或写</td><td>请您说或写一句完整且有意义的句子</td><td></td><td></td></tr>
<tr><td colspan="2">视空间能力（结构模仿）</td><td>请您按照卡片2（见图2-2）上的图形画图
图2-2　卡片2</td><td></td><td></td></tr>
<tr><td colspan="4">总分</td><td></td></tr>
</table>

注：满分为30分。

在以下情况下，可判定失智老年人存在认知功能障碍：① 失智老年人是文盲，且总分≤17分；② 失智老年人具备小学文化程度，且总分≤20分；③ 失智老年人具备中学文化程度，且总分≤22分；④ 失智老年人具备大学及以上文化程度，且总分≤23分。

2. 画钟测验

画钟测验是指让失智老年人在白纸上画出一个特定时间的钟表盘面，然后根据其完成情况对其认知功能障碍程度进行评估的方法。特定时间一般是时针和分针分别位于钟表盘面左右两侧的时间，如10点10分（见图2-3）。画钟测验可以评估失智老年人的记忆力、抽象思维能力、理解能力、视空间能力、执行力、注意力等，具有操作简单、省时，受失智老年人文化程

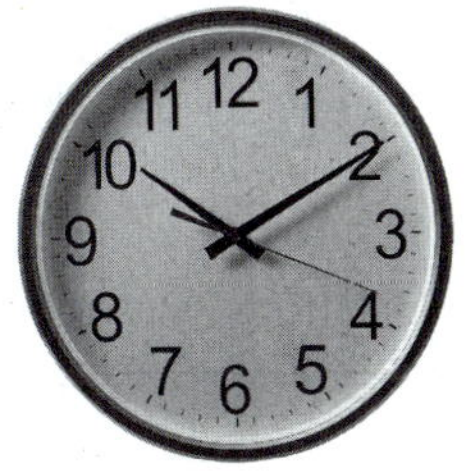

图2-3　时间为10点10分的钟表盘面

度、种族等因素影响小的优点。

画钟测验的操作步骤如下：让失智老年人先在白纸上画出一个钟表盘面，再把数字标在正确的位置上，最后画出特定时间的时针和分针（不用画秒针）的位置。

画钟测验有多种评分方法，其中最简单易行的是“4 分”评分法。“4 分”评分法的评分标准如下：① 画出闭合的钟表盘面得 1 分；② 12 个数字全部正确得 1 分；③ 数字位置正确得 1 分；④ 指针位置正确得 1 分。对应的认知功能分级标准如下：① 认知功能正常，总分为 4 分；② 轻度认知功能障碍，总分为 3 分；③ 中度认知功能障碍，总分为 2 分；④ 重度认知功能障碍，总分为 1 分或 0 分。

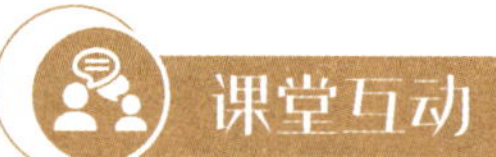

评估人员要求方奶奶在白纸上画出时间为 10 点 10 分的钟表盘面，方奶奶画的钟表盘面如图 2-4 所示。根据“4 分”评分法的认知功能分级标准，方奶奶的认知功能评估结果是什么？

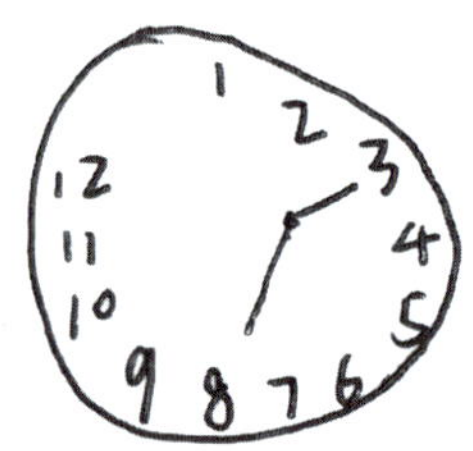

图 2-4　方奶奶画的钟表盘面

3. 简易智力状态评估量表

简易智力状态评估量表由 3 个词语的记忆测试和画钟测验组成。评估人员使用简易智力状态评估量表进行认知功能评估的操作步骤如下：① 让失智老年人仔细听并记住 3 个不相关的词语，然后复述；② 让失智老年人进行画钟测验；③ 让失智老年人再次复述那 3 个词语。

简易智力状态评估量表的认知功能分级标准如下：① 认知功能障碍，不能正确回忆任何词语；② 认知功能缺损，能正确回忆 1～2 个词语但不能正确画钟；③ 认知功能正常，能正确回忆 1～2 个词语且能正确画钟，或者能正确回忆 3 个词语（无须进行画钟测验）。

4. AD8 量表

使用 AD8 量表（见表 2-5）时，最好由了解失智老年人具体情况的人（如家人、照护人员）回答问题，没有合适人选时可由失智老年人自己回答问题。

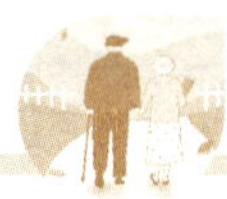

表 2-5　AD8 量表

评估内容	是	否	不知道
是否出现了判断力下降的症状？	疑似或有	没有	不确定
是否不喜欢活动或对事情不感兴趣？	不喜欢活动，不感兴趣	喜欢活动，感兴趣	不确定
是否会不断重复做同一件事或说同一句话？	有	没有	有时
学习新东西时，是否会有困难？	有困难	没有困难	有时出现困难
是否有时会记不清当前的月份或年份？	有	没有	有时
处理复杂的个人事务时，是否会有困难？	有困难	没有困难	不确定
是否会忘记与他人的约定？	是	从不	有时
是否出现过记忆障碍或思考能力下降的症状？	有过	没有	偶尔

注：以上问题中有 2 个及以上选择“是”，表示存在认知功能障碍。

三、精神行为症状评估

进行精神行为症状评估，有利于了解失智老年人是否存在精神行为症状及其严重程度。常用的精神行为症状评估工具有神经精神问卷（NPI）和 Cohen-Mansfield 激越问卷（CMAI）。

（一）神经精神问卷

神经精神问卷是用于评估失智老年人精神行为症状的他评量表，如表 2-6 所示。评估人员通过对失智老年人的照护人员进行结构访谈获取信息，然后评估该失智老年人精神行为症状的严重程度。得分越高，表示失智老年人的精神行为症状越严重。使用神经精神问卷时，评估人员主要对失智老年人过去一个月内的表现进行评估。如果失智老年人出现了某一症状，就需要评估过去一个月内该症状的严重程度、发生频率和令照护人员苦恼的程度。

表 2-6　神经精神问卷

症状	评估内容	是否出现该症状		严重程度	发生频率	苦恼程度
		是	否			
妄想	失智老年人是否一直有与事实不符的想法，如坚持认为有人要害自己或偷自己的东西？	□	□	1 2 3	1 2 3 4	0 1 2 3 4 5
幻觉	失智老年人是否有幻视或幻听等幻觉？是否看到不存在的事物，听到不存在的声音？	□	□	1 2 3	1 2 3 4	0 1 2 3 4 5
激越/攻击行为	失智老年人是否在一段时间内不配合他人或拒绝他人的帮助？和他相处是否有困难？	□	□	1 2 3	1 2 3 4	0 1 2 3 4 5

续表

症状	评估内容	是否出现该症状		严重程度	发生频率	苦恼程度
		是	否			
抑郁/心情不悦	失智老年人是否显得悲伤或抑郁？是否曾说过自己感到悲伤或抑郁？	□	□	1 2 3	1 2 3 4	0 1 2 3 4 5
焦虑	失智老年人是否害怕和你分开？是否出现过其他神经质的症状，如喘不过气、叹气、难以放松或过度紧张？	□	□	1 2 3	1 2 3 4	0 1 2 3 4 5
过度兴奋/情绪高昂	失智老年人是否会毫无理由地异常兴奋？	□	□	1 2 3	1 2 3 4	0 1 2 3 4 5
淡漠/态度冷淡	失智老年人是否对所有事情都不感兴趣？是否做事没有积极性？	□	□	1 2 3	1 2 3 4	0 1 2 3 4 5
行为失控	失智老年人是否显得做事欠考虑，如做一些不适合在公众场合做的事情？	□	□	1 2 3	1 2 3 4	0 1 2 3 4 5
易怒/情绪不稳	失智老年人是否很容易生气？情绪是否多变？	□	□	1 2 3	1 2 3 4	0 1 2 3 4 5
异常举动	失智老年人是否反复做同一件事情？	□	□	1 2 3	1 2 3 4	0 1 2 3 4 5
夜间行为	失智老年人是否会半夜吵醒你？是否起床太早或者在白天睡得太多？	□	□	1 2 3	1 2 3 4	0 1 2 3 4 5
食欲/饮食变化	失智老年人的体重是否有变化？喜欢的食物种类是否有变化？	□	□	1 2 3	1 2 3 4	0 1 2 3 4 5

（1）严重程度的评分标准如下：

1 分：轻度（症状对失智老年人几乎没有造成困扰）。

2 分：中度（症状对失智老年人造成较大困扰，但照护人员能改变失智老年人的行为）。

3 分：重度（症状非常严重，且照护人员难以改变失智老年人的行为）。

（2）发生频率的评分标准如下：

1 分：偶尔（每周少于 1 次）。

2 分：经常（每周约 1 次）。

3 分：频繁（每周数次，但不是每天都发生）。

4 分：非常频繁（每天 1 次或数次）。

（3）苦恼程度的评分标准如下：

0 分：不苦恼。

1 分：有一点苦恼（能轻松应付）。

2 分：轻度苦恼（通常比较容易应付）。

3 分：中度苦恼（并非总是很容易应付）。

4 分：重度苦恼（难以应付）。

5 分：极度苦恼（不能应付）。

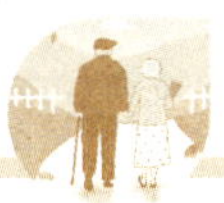

（二）Cohen-Mansfield 激越问卷

使用 Cohen-Mansfield 激越问卷（见表 2-7）时，评估人员主要了解失智老年人近两周内与激越相关的 29 个行为发生的频率。得分越高，表示失智老年人的精神行为症状越严重。

表 2-7　Cohen-Mansfield 激越问卷

行为	得分	行为	得分
漫无目的地踱步或徘徊		尝试到其他地方	
不适当地穿脱衣物		故意跌倒	
吐痰或唾沫（并不是由于患多涎症）		抱怨或者发牢骚	
诅咒或用语言攻击他人		违拗（ào）症（是指对别人提出的要求无目的地不予反应或予以抗拒的精神病理状态）	
经常请求帮助、关注		吃不适当的食物	
说重复的话		伤害自己或他人	
拍打		不适当地处理问题	
踢		隐藏物品	
抓其他人或物		囤积物品	
用力地推		撕裂物品或有破坏性	
扔东西		做重复的动作	
制造奇怪的声音		口头性欲增加	
尖叫		肉体性欲增加或有暴露癖	
咬		坐立不安	
抓伤		总分	

注：满分为 261 分，根据失智老年人所得总分将 Cohen-Mansfield 激越问卷评估结果划分为 4 个等级，分别是行为正常（总分≤34 分）、轻度行为异常（总分为 35～55 分）、中度行为异常（总分为 56～86 分）、重度行为异常（总分≥87 分）。

根据行为发生的频率进行评分，评分标准如下：

1 分：没有发生。

2 分：每周少于 1 次，但仍在发生。

3 分：每周 1～2 次。

4 分：每周数次。

5 分：每天 1～2 次。

6 分：每天数次。

7 分：每小时数次。

8 分：不阻止就会发生。

9 分：不受约束，任何时间均可能发生。

四、老年抑郁状态评估

老年抑郁状态评估工具——汉密尔顿抑郁量表（24 项）

随着病程的进展，失智老年人可能会出现心理问题，其中以抑郁最为常见。对失智老年人进行老年抑郁状态评估，可以了解他们的心理健康状态，以便及时采取干预措施。评估人员可使用老年抑郁量表（GDS，见表 2-8）评估失智老年人的老年抑郁状态。

表 2-8　老年抑郁量表

序号	评估内容	分值		得分
		是	否	
1	您对生活基本上满意吗？	0	1	
2	您是否放弃了许多兴趣爱好？	1	0	
3	您是否觉得生活空虚？	1	0	
4	您是否常感到厌倦？	1	0	
5	您觉得未来有希望吗？	0	1	
6	您是否因为无法摆脱一些想法而烦恼？	1	0	
7	您是否大部分时间精力充沛？	0	1	
8	您是否害怕自己发生不幸的事情？	1	0	
9	您是否大部分时间感到幸福？	0	1	
10	您是否常感到孤立无援？	1	0	
11	您是否经常坐立不安、心烦意乱？	1	0	
12	您是否愿意待在家里，而不愿意做一些新鲜事？	1	0	
13	您是否常常担心未来？	1	0	
14	您是否觉得记忆力比以前差？	1	0	
15	您觉得现在活着很惬意吗？	0	1	
16	您是否常感到心情沉重、郁闷？	1	0	
17	您是否觉得像现在这样活着毫无意义？	1	0	
18	您是否总为过去的事忧愁？	1	0	
19	您觉得生活很令人兴奋吗？	0	1	
20	您开始一项新的工作很困难吗？	1	0	
21	您觉得生活充满活力吗？	0	1	
22	您是否觉得自己的处境毫无希望？	1	0	
23	您是否觉得大多数人比自己强得多？	1	0	
24	您是否常为一些小事伤心？	1	0	
25	您是否常常觉得想哭？	1	0	
26	您集中精力有困难吗？	1	0	
27	您早晨起来觉得很快乐吗？	0	1	

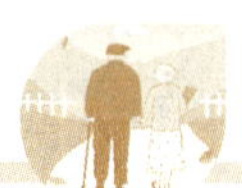

续表

序号	评估内容	分值		得分
		是	否	
28	您希望避开聚会吗？	1	0	
29	您做决定很容易吗？	0	1	
30	您的头脑像往常一样清晰吗？	0	1	
总分				

注：满分为 30 分，根据失智老年人所得总分将老年抑郁状态评估结果划分为 3 个等级，分别是正常（总分为 0～10 分）、轻度抑郁（总分为 11～20 分）、中重度抑郁（总分为 21～30 分）。

知识拓展

警惕老年期抑郁症

老年期抑郁症是指首次发病于 60 岁以后，以持久的抑郁心境为主要临床表现的一种精神障碍。其主要症状与失智症的一些症状相同，因此又称为抑郁性假性痴呆。老年期抑郁症的主要症状如下：

（1）情绪低落。患者大多数时间都感到情绪低落或忧郁。

（2）兴趣减少。患者对外界事物不感兴趣，甚至对自己过去感兴趣的事物都提不起兴趣，或者高兴不起来。

（3）体力下降。患者常感觉疲倦或者精力减退。

（4）食欲改变。患者食欲增强或减弱，或者患者尽管没有节食或暴食，但体重还是减少或增加了。

（5）睡眠障碍。患者常出现入睡困难、夜间早醒、睡眠过多等情况。

（6）认知功能障碍。患者出现记忆障碍，判断力、理解能力和计算能力下降，难以集中注意力。

（7）自责。患者常认为自己一无是处，或者有不切实际的罪恶感。

（8）焦虑症状突出。患者常感到紧张、烦躁、坐立不安，有时会无故发脾气，经常抱怨家人对自己不好。

（9）悲观、绝望。患者对未来失去希望，或者经常想到死亡。

以上症状中，前 3 个是抑郁症的核心症状，具有 2 个及以上症状且该症状持续时间超过 2 周的老年人，可能患有老年期抑郁症，应及时就医。

（资料来源：段艳平、康琳，《老年抑郁可能存在假性痴呆》，北京协和医院网站，2022 年 10 月 13 日）

任务实施

模拟失智老年人评估

【任务描述】

宋爷爷 5 年前被诊断患有阿尔茨海默病，目前日常生活不能完全自理，需要他人给予部分帮助，且存在中度认知功能障碍和轻度抑郁。请以小组为单位，模拟照护人员评估宋爷爷的日常生活活动能力、认知功能、精神行为症状和老年抑郁状态。

【实施要求】

（1）4 人一组，1 人扮演宋爷爷，2 人扮演评估人员，1 人扮演照护人员。

（2）小组成员自行设置具体评估情景，合理即可。

（3）“宋爷爷”和“照护人员”根据本小组设置的各种情景进行模拟，“评估人员”采用合适的方法对“宋爷爷”的日常生活活动能力、认知功能、精神行为症状和老年抑郁状态进行评估。

（4）教师对各小组的模拟情况进行点评。

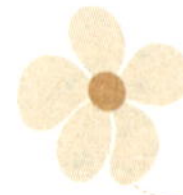

任务二 与失智老年人沟通

任务导入

案例一：张爷爷，82 岁，患有中度阿尔茨海默病。以前，张爷爷性格开朗，喜欢和别人讲述自己年轻时的经历。现在，他喜欢一个人呆坐着，不愿意与他人交流，且不能完整地讲述他以前经常讲的故事。与他人交流时，张爷爷经常跟不上谈话的节奏，出现问东答西的情况。

案例二：柳爷爷是上海人，退休前是一名会计。柳爷爷在老伴去世后的第三年确诊患有阿尔茨海默病，随后便入住养老机构。刚入住养老机构时，柳爷爷不愿意出门，也不愿意与人交流。照护人员小丽的工作开展得十分困难。后来，小丽根据柳爷爷的职业经历，尝试使用计算器、账本等物件与柳爷爷交流，同时自学上海话，用上海话和柳爷爷进行简单沟通。

思考：

（1）常见的失智老年人沟通障碍有哪些？

（2）失智老年人出现沟通障碍的原因有哪些？

（3）照护人员在与失智老年人沟通时，可以使用哪些沟通技巧？

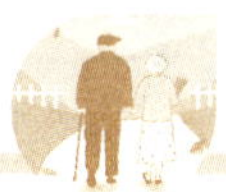

一、常见的失智老年人沟通障碍

（1）表达困难，具体表现如下：① 语速慢，说话断断续续；② 找不到合适的词语来表达自己的想法，或者不能清楚表达自己的想法；③ 突然忘记自己要说什么；④ 说话含糊不清，令人难以理解；⑤ 只能用简单的字词和手势与他人沟通（见图 2-5）。

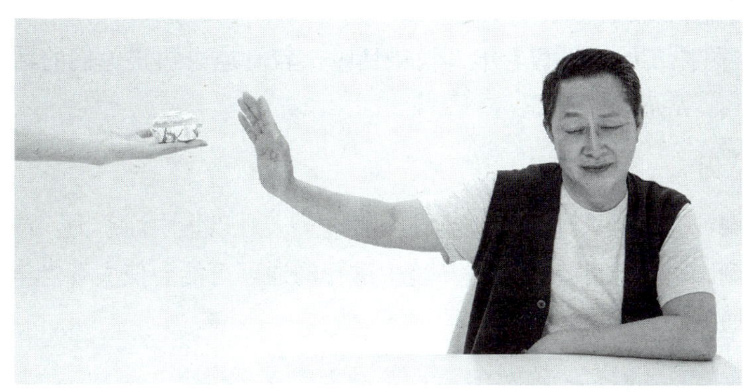

图 2-5 失智老年人用手势与他人沟通

（2）理解困难，具体表现如下：① 不能正确理解他人说的话；② 反应缓慢，需要较长时间才能理解他人说的话。

（3）注意力不集中，沟通时容易被周围的事物转移注意力。

（4）重复说话，如重复说同一句话，反复讲述同一件事情等。

（5）讲述虚构的事。

二、失智老年人出现沟通障碍的原因

（一）疾病因素

随着病程的进展，失智老年人会逐渐出现以下失智症的症状，进而导致沟通障碍：

（1）近期记忆障碍，会导致失智老年人在沟通时忘记别人刚说的话和自己想说的话，跟不上谈话的节奏。

（2）注意力下降，会导致失智老年人在沟通时走神。

（3）抽象思维能力下降，会导致失智老年人思维混乱，说话前言不搭后语。

（4）语言障碍，会导致失智老年人逐渐丧失语言表达能力和理解能力。

（5）情绪波动大，可能导致失智老年人在沟通时情绪失控，甚至出现攻击行为。

（二）照护人员因素

导致失智老年人出现沟通障碍的照护人员因素主要有以下几个：

（1）语速、语调、音量不合适。在与失智老年人沟通时，照护人员语速太快，会导致失智老年人跟不上谈话节奏；照护人员语调不合适，会令失智老年人感到不舒服，导致失智

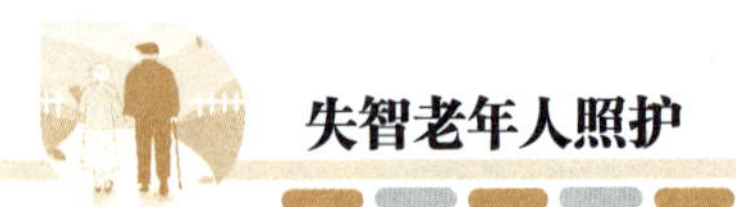

老年人不愿意继续沟通；照护人员音量太低会导致失智老年人听不清楚说话内容，音量太高则可能吓到失智老年人。

（2）表述复杂。照护人员说话时使用的词语、句子太复杂，或省略了部分内容，会导致失智老年人无法理解说话内容。

（3）态度不好。照护人员在与失智老年人沟通过程中出现不耐烦、冷漠等态度时，会使得失智老年人不愿意继续沟通。

（4）较真。照护人员在失智老年人说错话时，较真地去纠正他们的话，会使失智老年人感到沮丧或生气，从而拒绝沟通。

（三）环境因素

沟通环境嘈杂或者周围人比较多，会使失智老年人难以集中注意力，或者使他们感到迷惑，沟通能力受到影响。此外，在某些环境中进行沟通，可能会使失智老年人产生幻觉或错觉，从而出现沟通障碍。

三、与失智老年人沟通的原则

（一）尊重原则

照护人员应尊重失智老年人，在与他们沟通时使用礼貌用语，时刻关注他们的感受。此外，照护人员在照护失智老年人的过程中出现错误时，要及时向他们道歉，让他们感到被尊重。

（二）理解原则

照护人员应学会换位思考，理解失智老年人的情绪和情感，理解他们说出异常话语的原因，并向他们表达自己对他们的理解。

（三）包容原则

照护人员应以包容的态度对待失智老年人，在语言和行为上不苛求他们。需要注意的是，照护人员应把握好包容的限度，对失智老年人的一些可能伤害自己或他人的行为，应适时指出并及时予以纠正，不能无底线地顺从和无原则地纵容失智老年人。

（四）真诚原则

照护人员应真诚对待、真心关爱失智老年人，与他们沟通时态度诚恳，不哄骗或愚弄他们，做到言行一致，从而与他们建立起相互信任的关系，促使他们主动沟通。

（五）平等原则

照护人员和失智老年人双方是平等的，照护人员不能把自己凌驾于失智老年人之上，应摆好自己的位置。同时，照护人员应重视失智老年人对照护服务的要求和意见，给予他们表达想法的机会。

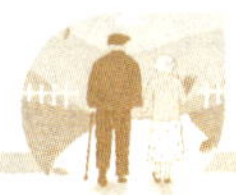

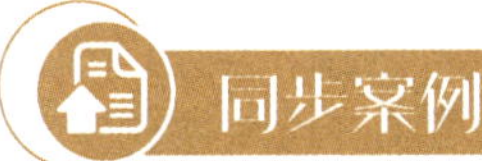

同步案例

用心沟通，用爱交流

刘奶奶患有血管性失智症，居住在某养老机构中。刚入住该养老机构时，刘奶奶会突然掀翻饭菜，说饭菜里有毒，还怀疑有人想偷她的东西、对她图谋不轨等，晚上也很难入睡。她脾气不好，养老机构里的其他老年人都怕她。

小胡是该养老机构的照护人员，每天都热情地和刘奶奶打招呼。刚开始，刘奶奶不理小胡，有时还会辱骂小胡。但小胡知道这都是因为刘奶奶生病了，仍然坚持和刘奶奶打招呼。时间久了，刘奶奶就开始回应小胡了。之后，小胡就会寻找刘奶奶感兴趣的话题和她聊天，刘奶奶遇到事情也会寻求小胡帮助。当刘奶奶怀疑有人偷她东西时，小胡没有直接和刘奶奶说“没有人偷您的东西”，而是先安抚她，然后亲热地挽着她的胳膊，温柔地说：“那您放在哪里了？我们一起再找找看呀。”在刘奶奶晚上迟迟不肯睡觉时，小胡也会耐心地和她沟通，询问她不睡觉的原因，讲她喜欢听的故事哄她入睡。

现在，刘奶奶每次看到小胡都非常热情，小胡用真心打动了刘奶奶。“刘奶奶的情况比较严重，刚开始我和她说话时，她总是不理我，还会辱骂、推搡我。但是我相信，只要尊重、理解、包容她，真诚地对待她，她一定会感受到我的真心，从而愿意和我沟通。”小胡说。

四、与失智老年人沟通的技巧

在与失智老年人沟通时，照护人员可以使用 定的沟通技巧，以提高沟通效率，增强沟通效果。沟通技巧一般可分为语言沟通技巧和非语言沟通技巧。语言沟通技巧是指语言方面的沟通技巧，非语言沟通技巧是指眼神、表情、态度、姿势、肢体接触（见图 2-6）等非语言方面的沟通技巧。

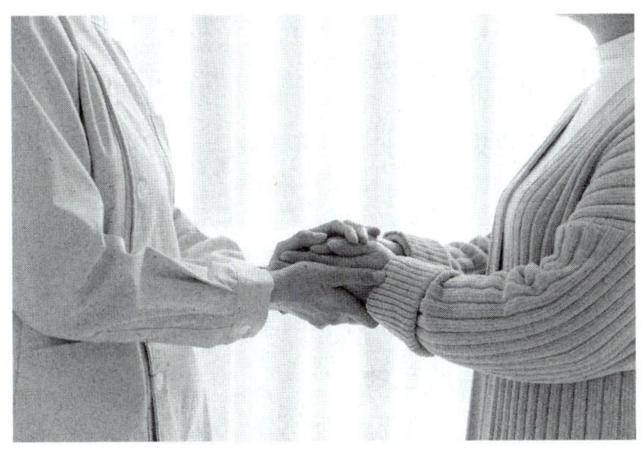

图 2-6　肢体接触

（一）语言沟通技巧

照护人员在与失智老年人沟通时，可使用以下语言沟通技巧：

（1）语速、语调、音量适宜。照护人员在与失智老年人沟通时，应放慢语速、吐字清晰，等失智老年人理解后再说下一句话，并保持语调柔和、音量适宜。

与不同阶段失智老年人沟通的技巧

（2）采用明确、直接的沟通方式。照护人员在与失智老年人沟通时，说话应简洁明了，便于失智老年人理解，提及其他人时，应使用名字而不是用他、他们代指。

（3）巧用提问。在失智老年人无法准确表达自己的感受和需求时，照护人员可以通过提问的方式协助他们表达，但要注意一次只问一个问题。如果想要更多地了解失智老年人，促进他们表达，照护人员可以向他们提开放式问题，如“您闲暇时最喜欢做什么事”“您记忆最深刻的事是什么”。如果失智老年人出现明显的语言障碍、抽象思维能力下降，照护人员应尽量向他们提封闭式问题，以免失智老年人难以回答。例如，照护人员在询问失智老年人早餐吃什么时，不要问“您早餐想吃什么”，而要问“您早餐吃馒头吗”。

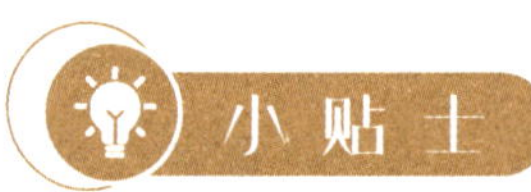

小贴士

开放式问题是指不给出备选答案，让被提问者可以自由、充分地表达自己看法和意见的问题。

封闭式问题是指给出备选答案，让被提问者从中选择的问题。

（4）投其所好。照护人员应了解失智老年人的兴趣爱好和喜欢的人物，并以此为话题与他们沟通。例如，失智老年人以前喜欢钓鱼，照护人员可以让他们分享自己的钓鱼技巧和钓鱼趣事。

（5）赞扬失智老年人。照护人员应给予失智老年人真诚且恰如其分的称赞。具体来说，照护人员应做到以下两点：① 对失智老年人坚持的观点，不要一直反驳；② 善于发现失智老年人的特长，对他们做得好的地方，及时给予肯定和赞美。

（6）使用失智老年人熟悉的语言。如果失智老年人不会说普通话，照护人员可以使用失智老年人熟悉的方言与其沟通。

（二）非语言沟通技巧

当失智老年人语言沟通能力逐渐下降时，非语言沟通就变得很重要。照护人员在与失智老年人沟通时，可使用以下非语言沟通技巧：

（1）使用适当的手势。照护人员在表达睡觉、吃饭、洗脸等意思时，可使用相应的手势配合，以便失智老年人理解。

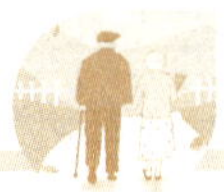

（2）保持良好的态度。照护人员应态度友好，保持微笑，让失智老年人感到亲切和放松。

（3）必要时可进行肢体接触。必要时，照护人员可通过与失智老年人拥抱、握手等表达对他们的理解与支持。

（4）保持眼神交流。照护人员应尽量与失智老年人面对面沟通，直接与失智老年人进行眼神交流。如果失智老年人低头或坐着，那么照护人员应该弯下腰或蹲下与他们交流（见图 2-7），保证他们能看到自己的眼睛。

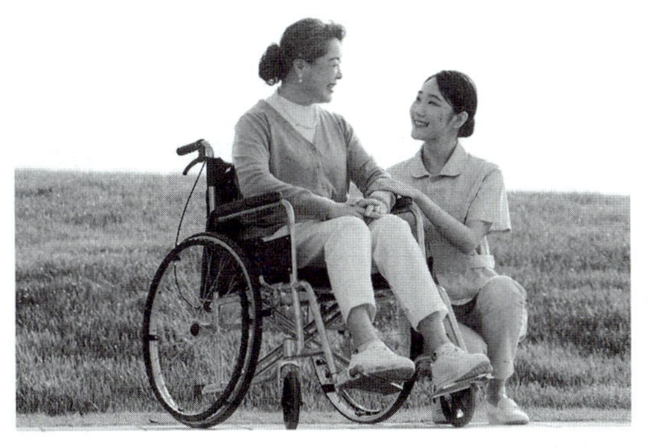

图 2-7　照护人员蹲下与失智老年人交流

任务实施

模拟与失智老年人沟通

【任务描述】

请以小组为单位，选择下面的一个情景，模拟照护人员与失智老年人沟通：

（1）吕奶奶，67 岁，轻度失智症患者，吃饭时经常把菜扔掉，说有人在菜里下毒想要害她。现在，照护人员需要劝说吕奶奶吃菜。

（2）张奶奶，68 岁，中度失智症患者，不能独自进食，但她经常拒绝照护、不配合照护人员。现在，照护人员需要劝说张奶奶进食。

（3）胡爷爷，76 岁，重度失智症患者，长期卧床，不能说话。现在，照护人员需要询问胡爷爷的进食需求。

【实施要求】

（1）2～3 人一组，从中选出一名小组长，由小组长负责本次任务实施的具体分工。

（2）每小组选出 1 人扮演失智老年人，1～2 人扮演照护人员，模拟照护人员与失智老年人沟通。

（3）教师对各小组的模拟情况进行点评。

学习成果自测

1. 填空题

（1）______________________是指对失智老年人完成满足日常生活需要的活动的能力进行评估，包括基本日常生活活动能力评估和工具性日常生活活动能力评估。

（2）认知功能评估方式主要有____________、____________、____________等。

（3）____________是指让失智老年人在白纸上画出一个特定时间的钟表盘面，然后根据其完成情况对其认知功能障碍程度进行评估的方法。

（4）使用老年抑郁量表对失智老年人进行老年抑郁状态评估时，根据失智老年人所得总分将评估结果划分为 3 个等级，分别是______________________（总分为 0～10 分）、______________（总分为 11～20 分）、______________（总分为 21～30 分）。

（5）失智老年人出现沟通障碍的原因主要有_____________、_____________和环境因素。

（6）沟通技巧一般可分为______________和______________。

2. 选择题

（1）李奶奶在进行床椅转移时，需要使用拐杖，其床椅转移项目的得分为（　　）分。

A. 15　　B. 10

C. 5　　D. 0

（2）李奶奶在工具性日常生活活动能力量表中的总分为 14 分，应将其工具性日常生活活动能力评定为（　　）。

A. 能力完好　　B. 轻度能力受损

C. 中度能力受损　　D. 重度能力受损

（3）使用简易精神状态检查量表进行认知功能评估时，失智老年人是文盲，且其总分≤（　　）分，即被判定为存在认知功能障碍。

A. 15　　B. 16

C. 17　　D. 18

（4）李奶奶大约每周出现 1 次幻觉，在使用神经精神问卷对其精神行为症状进行评估时，其幻觉发生频率项目的得分为（　　）分。

A. 1　　B. 2

C. 3　　D. 4

（5）与失智老年人沟通时，以下做法正确的是（　　）。

A. 批评失智老年人　　B. 对失智老年人进行说教

C. 与失智老年人争论　　D. 鼓励失智老年人表达

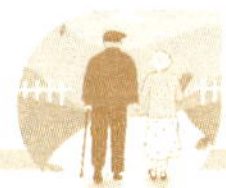

3. 简答题

（1）基本日常生活活动能力评估的方法有哪些？

（2）简述画钟测验“4 分”评分法的评分标准和认知功能分级标准。

（3）与失智老年人沟通的原则有哪些？

学习成果评价

请进行学习成果评价，并将评价结果填入表 2-9 中。

表 2-9　学习成果评价表

<table>
<tr><td>班级</td><td></td><td>组号</td><td></td><td>日期</td><td></td></tr>
<tr><td>姓名</td><td></td><td>学号</td><td></td><td>指导教师</td><td></td></tr>
<tr><td>项目名称</td><td colspan="5">失智老年人评估与沟通</td></tr>
<tr><td>评价项目</td><td colspan="2">评价内容</td><td>分值</td><td>自我评分</td><td>教师评分</td></tr>
<tr><td rowspan="6">知识
（40%）</td><td colspan="2">日常生活活动能力评估</td><td>7</td><td></td><td></td></tr>
<tr><td colspan="2">认知功能评估</td><td>7</td><td></td><td></td></tr>
<tr><td colspan="2">精神行为症状评估</td><td>7</td><td></td><td></td></tr>
<tr><td colspan="2">老年抑郁状态评估</td><td>7</td><td></td><td></td></tr>
<tr><td colspan="2">常见的失智老年人沟通障碍和出现沟通障碍的原因</td><td>6</td><td></td><td></td></tr>
<tr><td colspan="2">与失智老年人沟通的原则和技巧</td><td>6</td><td></td><td></td></tr>
<tr><td rowspan="2">技能
（40%）</td><td colspan="2">能够评估失智老年人的日常生活活动能力、认知功能、精神行为症状和老年抑郁状态</td><td>20</td><td></td><td></td></tr>
<tr><td colspan="2">能够与失智老年人进行有效沟通</td><td>20</td><td></td><td></td></tr>
<tr><td rowspan="4">素养
（20%）</td><td colspan="2">具备良好的学习态度</td><td>5</td><td></td><td></td></tr>
<tr><td colspan="2">具备团队精神</td><td>5</td><td></td><td></td></tr>
<tr><td colspan="2">培养认真负责、严谨细致的职业素养</td><td>5</td><td></td><td></td></tr>
<tr><td colspan="2">培养理解、尊重、真诚的沟通素养</td><td>5</td><td></td><td></td></tr>
<tr><td colspan="3">合计</td><td>100</td><td></td><td></td></tr>
<tr><td colspan="3">总分（自我评分×40%+教师评分×60%）</td><td colspan="3"></td></tr>
<tr><td>自我评价</td><td colspan="5"></td></tr>
<tr><td>教师评价</td><td colspan="5"></td></tr>
</table>

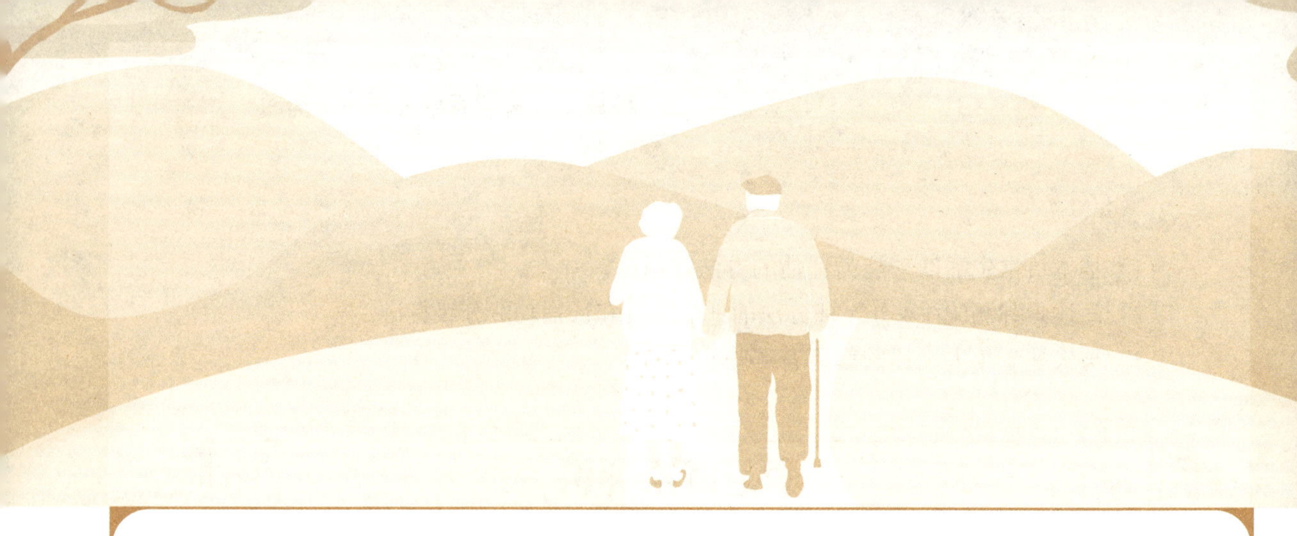

项目三 失智老年人日常生活照护

项目引言

失智老年人日常生活照护是指家庭、社区或专业机构为失智老年人提供满足其基本生活的照护，主要包括饮食照护、穿着照护、卫生照护、睡眠照护和排泄照护。失智老年人由于疾病，在日常生活中可能会出现一些异常行为，照护人员需要了解这些异常行为并及时采取应对措施，以确保失智老年人能正常生活。

知识目标

- 掌握协助失智老年人进食和饮水、为失智老年人鼻饲、应对失智老年人异常进食行为的相关内容。
- 掌握协助失智老年人穿脱衣物、应对失智老年人异常着装行为的相关内容。
- 掌握为失智老年人进行头部、口腔、身体卫生照护和应对失智老年人异常卫生行为的相关内容。
- 掌握为失智老年人布置睡眠环境、协助失智老年人克服睡眠障碍的相关内容。
- 掌握协助失智老年人如厕、为失智老年人更换纸尿裤和尿袋、应对失智老年人异常如厕行为的相关内容。

素质目标

- 通过学习“应对钟爷爷不穿衣物的行为”这一案例，培养耐心细致的工作态度。
- 通过学习“应对蒋爷爷随地大小便的行为”这一案例，树立用心服务的理念。

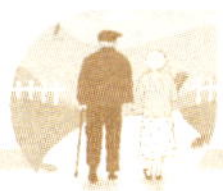

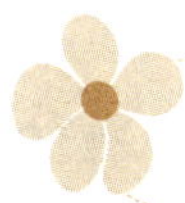

任务一　饮食照护

任务导入

案例一：林爷爷患有重度失智症，长期卧床，不能自主进食，需要照护人员喂食。

案例二：朱奶奶患有中度失智症，最近开始出现过量进食的情况。她有时忘记自己已经进食过，有时说自己没有吃饱，一直要求进食。

思考：

（1）如何为失智老年人喂食？

（2）如何应对失智老年人异常进食行为？

一、失智老年人饮食照护的原则

（一）自立原则

自立原则是指照护人员应让失智老年人充分发挥自己的能力，并根据他们的吞咽能力和咀嚼能力实施适当的饮食照护，引导和鼓励他们自主进食、饮水，必要时可进行喂食或管饲。

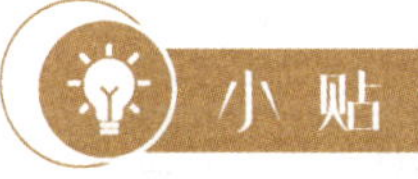

小贴士

管饲是指通过导管将患者所需的流质食物、水等注入胃肠道进行肠内营养支持的方法，分为鼻胃管饲、鼻肠管饲、胃造口管饲、空肠造口管饲等。

（二）舒适原则

舒适原则是指照护人员应为失智老年人提供舒适的进食环境，为他们准备合乎口味的食物，让他们享受进食过程。在失智老年人进食的过程中，照护人员不应催促他们进食或因他们出现异常进食行为而批评他们，以让他们愉快进食。

（三）安全原则

安全原则是指照护人员应保证失智老年人安全进食。具体来说，照护人员应为失智老年人提供新鲜、干净的食物；准备适合失智老年人咀嚼和吞咽功能的食物，必要的时候，将食物切成小块或做成糊状；注意食物的温度，不给失智老年人提供过热或过凉的食物。此外，照护人员还应做好进食中的安全指导，及时消除安全隐患。

（四）营养均衡原则

营养均衡原则是指照护人员在为失智老年人选择食材时，应注意荤素搭配，保证营养均衡。失智老年人的饮食应做到“两定”（即定时、定量）、“两高”（即高蛋白、高纤维素）、“两少”（即少油、少盐）。

二、协助失智老年人进食、饮水

（一）协助失智老年人进食

七步洗手法

照护人员协助失智老年人进食的步骤如下。

1．准备

（1）环境准备。保证室内整洁、安全，调节室内温湿度至适宜温湿度。

（2）人员准备。照护人员着装整齐，采用七步洗手法（见图 3-1）洗净双手。

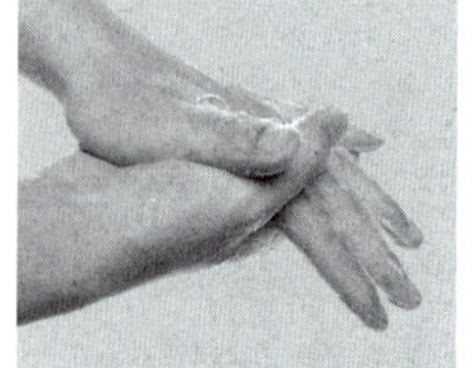

① 洗手掌

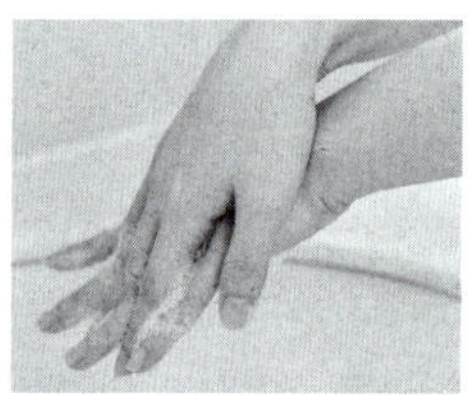

② 洗背侧指缝

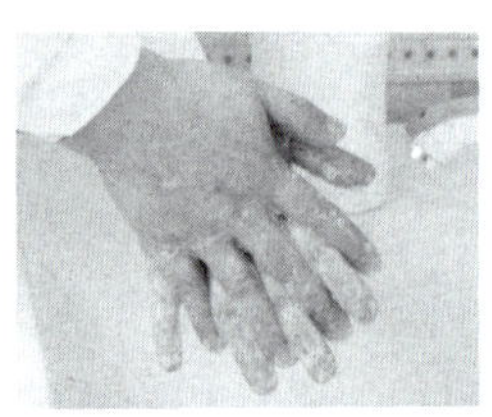

③ 洗掌侧指缝

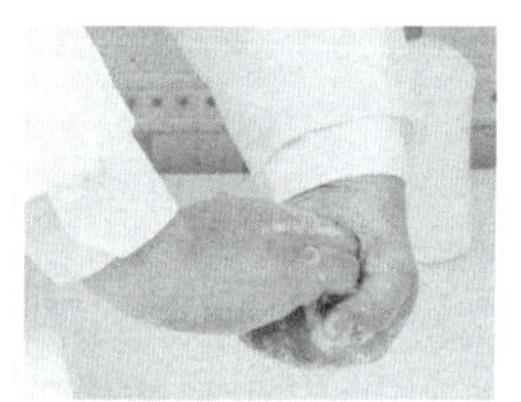

④ 洗指背

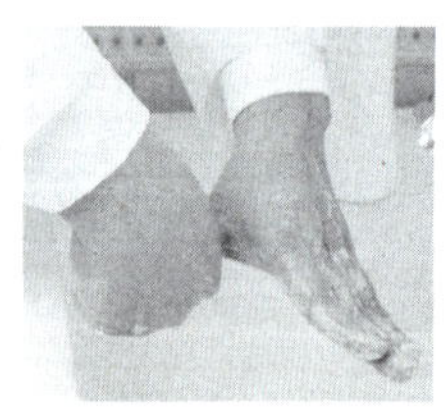

⑤ 洗拇指

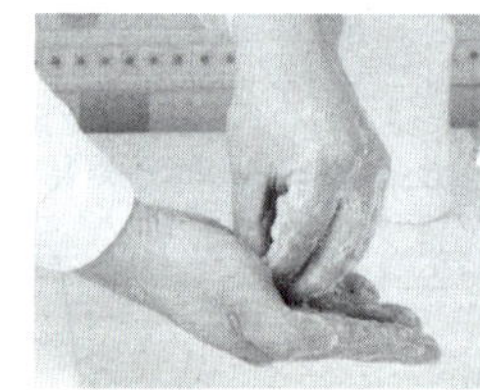

⑥ 洗指尖

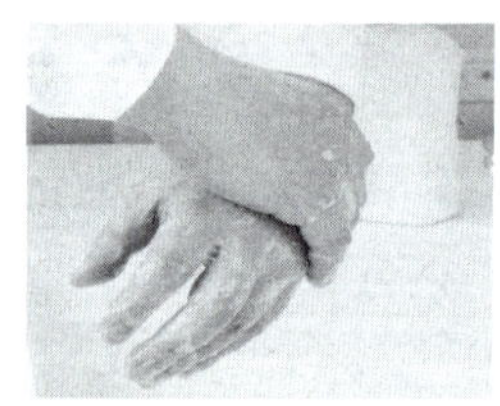

⑦ 洗手腕

图 3-1　七步洗手法

（3）物品准备。照护人员应准备好协助失智老年人进食需要的物品，如餐具、纸巾等，并将这些物品摆放在合适的位置。

2．沟通与评估

（1）询问失智老年人有无特殊需求。

（2）观察失智老年人的神志、活动能力，评估失智老年人适合哪一种进食方式。

（3）向失智老年人说明即将进食和进食时需要他们配合的动作等。

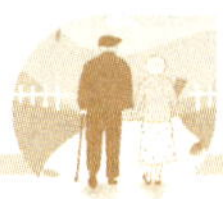

3. 摆放体位

协助失智老年人摆放合适的进食体位。失智老年人一般采取坐位（见图 3-2）或半卧位进食，偏瘫的失智老年人还可采取侧卧位（尽量采取健侧卧位）进食。

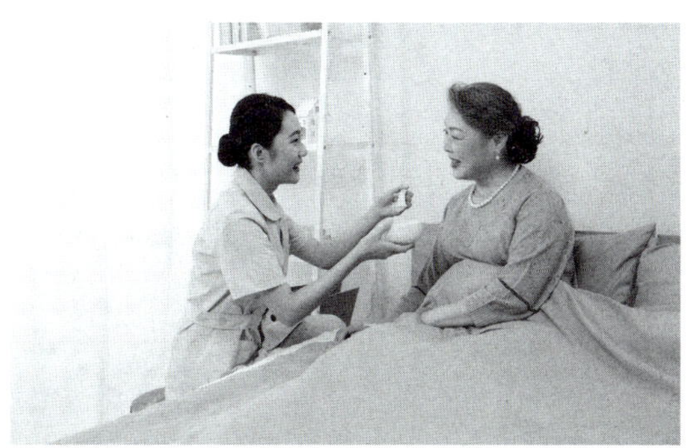

图 3-2　坐位

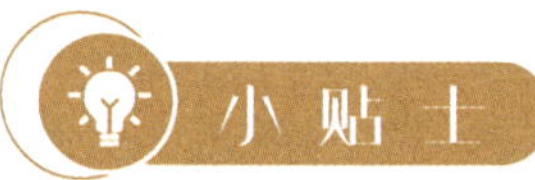

半卧位是指人仰卧在床上，上半身抬高与水平面成 30°～45°的卧位。

4. 协助进食

照护人员按照表 3-1 选择合适的方式协助失智老年人进食。

表 3-1　协助失智老年人进食的方式和具体操作步骤

协助方式	具体操作步骤
协助失智老年人自主进食	（1）指导失智老年人上身坐直并稍向前倾，头稍向下垂 （2）叮嘱失智老年人小口进食，细嚼慢咽，进食时不要说话
喂食	（1）用手臂触及碗壁，确认食物温度是否适宜 （2）用汤匙喂食，每次喂 1/3 汤匙的食物，确认失智老年人完全咽下后，再喂下一汤匙
协助有视力障碍的失智老年人进食	（1）将食物放在餐桌上 （2）协助失智老年人确认每种食物的具体位置 （3）将餐具递给失智老年人，并叮嘱其小心进食，细嚼慢咽

小贴士

照护人员应坐着给失智老年人喂食，以免失智老年人因抬头进食而发生噎食和误吸情况。进食结束后，照护人员还应确认失智老年人口中无食物残留，并叮嘱他们保持进食体位 30 分钟以上，以免食物反流。

5. 整理

（1）清洗并整理物品，将物品放回原位，将垃圾扔进垃圾桶。

（2）洗手，记录失智老年人的进食时间、进食量等。

冯爷爷患有中度失智症，虽然能自由活动手臂，但不能自主进食。

2 人一组，1 人扮演冯爷爷，1 人扮演照护人员，模拟照护人员为冯爷爷喂食的操作流程。

（二）协助失智老年人饮水

照护人员做好准备工作和沟通与评估工作，协助失智老年人摆放好体位后，应按照表 3-2 协助失智老年人饮水，然后做好饮水后的整理工作。

表 3-2 协助失智老年人饮水的方式和具体操作步骤

协助方式	具体操作步骤
协助失智老年人自主饮水	（1）指导失智老年人上身坐直并稍向前倾，头稍向下垂 （2）叮嘱失智老年人手持水杯或借助吸管小口饮水
喂水	借助吸管或使用汤匙喂水。使用汤匙喂水时，每次喂 1/2～2/3 汤匙水，确认失智老年人咽下后再喂下一汤匙

三、为失智老年人鼻饲

鼻饲是将鼻胃管经一侧鼻腔插入胃内，从管内灌注鼻饲液（如流质食物、水和药物等）的方法，如图 3-3 所示。

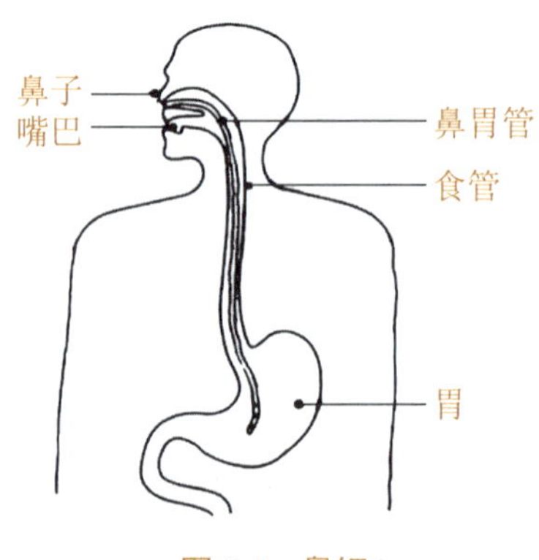

图 3-3 鼻饲

照护人员做好准备工作和沟通与评估工作，协助失智老年人摆放好体位。先检查鼻胃管是否固定好、插管长度是否与标记一致、插管是否在胃内，再按照以下步骤为失智老年人进

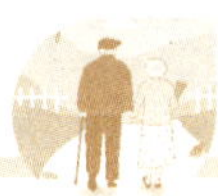

行鼻饲，最后做好鼻饲后的整理工作。

（1）先用灌注器从水杯中抽取20毫升左右的温开水，将灌注器与鼻胃管连接并缓慢向内推注进行冲管，以润滑管腔，防止食物黏附在管壁上，刺激胃液分泌，同时确认鼻胃管是否通畅。断开连接，盖好鼻胃管末端的盖帽。

（2）抽取50毫升的鼻饲液。先在水杯中轻轻冲洗灌注器表面，以清除鼻饲液残渣，再打开鼻胃管末端的盖帽，连接灌注器，以10～13毫升/分钟的速度推注鼻饲液。完成一次推注后，立即盖好鼻胃管末端的盖帽。重复操作，直至鼻饲液全部推注完成。每次鼻饲量不超过200毫升。

（3）抽取20～30毫升温开水缓慢推注，冲洗鼻胃管后盖好鼻胃管末端的盖帽，以免鼻饲液积存于管腔中。

课堂互动

马爷爷患有重度失智症，出现吞咽功能障碍，需要通过鼻饲获取营养。

2人一组，1人扮演马爷爷，1人扮演照护人员，模拟照护人员为马爷爷进行鼻饲的操作流程。

四、应对失智老年人异常进食行为

照护人员发现失智老年人有异常进食行为时，应先确认他们出现异常进食行为的原因，判断他们是否受情绪或身体疾病的影响，然后采取恰当的应对措施。

（一）应对厌食、拒绝进食的行为

照护人员可采取以下措施应对失智老年人厌食、拒绝进食的行为：

（1）当失智老年人因为不会使用餐具或使用餐具有困难而拒绝进食时，照护人员可以为他们准备便于使用的餐具，如助食筷（见图3-4）、助食勺（见图3-5）等，并向他们演示使用方法，还可以把食物切成小块，以便他们取用，必要时可以喂食。

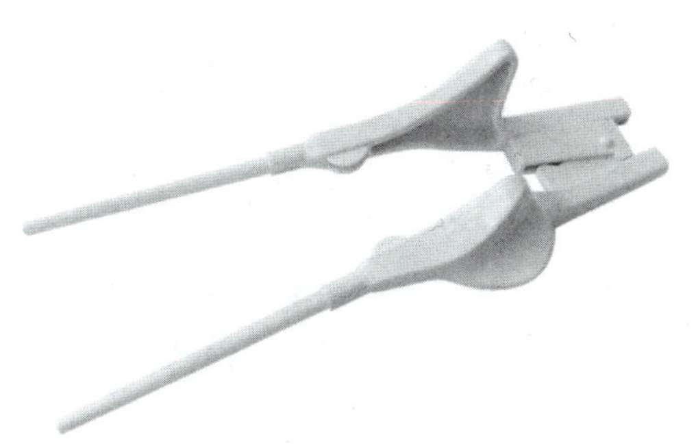

图3-4　助食筷

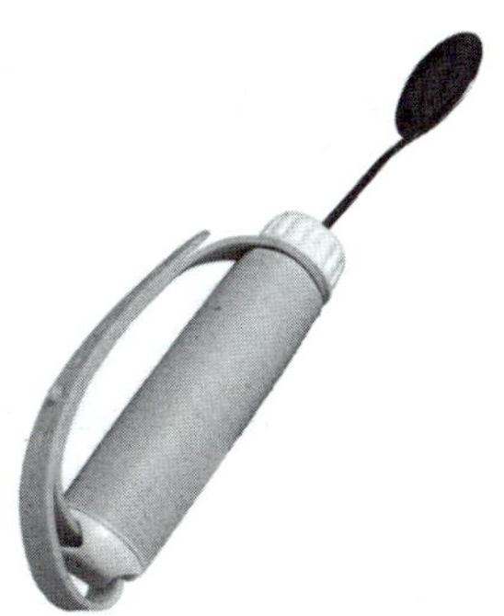

图3-5　助食勺

（2）让失智老年人定时进食，并为他们提供爱吃的食物。

（3）适当增加失智老年人的活动量，使其产生饥饿感。

（二）应对贪食、过量进食的行为

失智老年人可能出现贪食、过量进食的行为。对此，照护人员可采取以下应对措施：

（1）按照少量多餐的原则为失智老年人安排饮食。

（2）适时给予失智老年人适量低糖、低脂、低热量、富含纤维素的食物，或者一些易产生饱腹感的食物，如苹果。

（3）当失智老年人在短时间内要求再次进食时，照护人员可以引导失智老年人做一些他们感兴趣的事情转移其注意力，或者帮助其回忆刚吃过的食物。

（三）应对异食的行为

异食是指进食一些非营养性或不能食用的物品（如泥土、纸片、石头等）的行为。照护人员发现失智老年人出现异食行为时，不要斥责他们，也不要强行取出其口中的物品，而应沉着冷静，心平气和地与失智老年人沟通。照护人员可以通过诱导失智老年人漱口、刷牙或吃喜欢的食物，让其主动吐出口中的物品，或者趁机取出其口中的物品。取物品时，照护人员应注意避免被失智老年人咬伤。

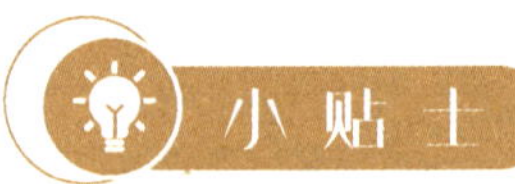

如果失智老年人吞食了电池、钉子等容易引发危险的物品，照护人员应尽快联系医生，及时采取救治措施。

（四）应对将食物含在口中不咽下的行为

如果失智老年人将食物含在口中不咽下，照护人员可以通过语言、轻触嘴角或演示进食动作等提醒失智老年人咽下食物。如果失智老年人超过 5 分钟仍未咽下食物，照护人员需要将其口中的食物取出，待其想进食时再为其提供食物。

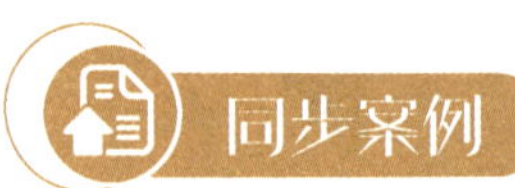

应对刘爷爷异食的行为

刘爷爷，75 岁，中度失智症患者，不能辨认食物，不知道筷子和汤勺的用途，必须在照护人员小胡的陪伴和帮助下才能进食。某天中午，小胡照常协助刘爷爷进食。

小胡对刘爷爷说：“爷爷，要吃饭了，我们一起去洗手吧。”洗完手后，小胡指导刘爷爷坐到餐桌前，为刘爷爷戴上助食勺，指导刘爷爷上身坐直并稍向前倾，头稍向下垂，

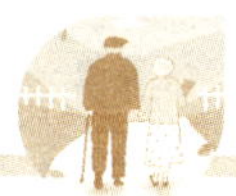

并叮嘱刘爷爷小口进食，细嚼慢咽，不要边进食边讲话。然后，小胡用勺子从餐盘内舀起一小勺玉米粒，对刘爷爷说："爷爷，这道菜是玉米粒，很好吃，您也吃一口。"

但是，刘爷爷突然站起来走到洗手盆旁边，拿起香皂咬了一口。小胡立即拿走刘爷爷手中的香皂，快速从卫生间拿来牙刷，对刘爷爷说："爷爷您要刷牙吗？您张一下嘴，我帮您刷牙。"在刘爷爷张嘴的时候，小胡快速取出刘爷爷口中的香皂。

帮助刘爷爷漱口后，小胡引导他回到餐桌前坐好。为了让刘爷爷进食，小胡用勺子舀了少许菜喂给刘爷爷，并对刘爷爷说："爷爷您尝尝，这道菜可好吃了。"进食结束后，小胡叮嘱刘爷爷保持进食体位 30 分钟，并鼓励和表扬了刘爷爷。

任务实施

模拟饮食照护

【任务描述】

苏爷爷患有中度失智症，能自主进食但需要他人在旁边协助。某天，在照护人员协助进食时，苏爷爷突然拿起餐桌上的纸巾塞进嘴里。请以小组为单位，模拟饮食照护。

【实施要求】

（1）学生自由分组，2 人一组。

（2）小组成员 1 人扮演苏爷爷、1 人扮演照护人员，模拟照护人员协助苏爷爷自主进食、应对苏爷爷异常进食行为的情景。

（3）教师对各小组的模拟情况进行点评。

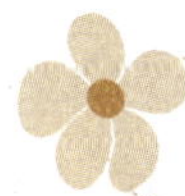

任务二　穿着照护

任务导入

案例一：祝爷爷患有中度失智症，伴有右侧肢体偏瘫。某天早上，照护人员为祝爷爷翻身时发现他尿湿了裤子，需要为其更换裤子。

案例二：陈爷爷确诊失智症 5 年，现居住在某养老机构中。陈爷爷喜欢去活动室看电视，但是经常在活动室当众脱衣服，且不听他人劝阻。

思考：

（1）如何为失智老年人更换裤子？

（2）如何应对失智老年人异常着装行为？

一、协助失智老年人穿脱衣物

随着病程的进展，失智老年人会逐渐丧失穿脱衣物的能力。一些失智老年人还患有其他疾病，导致肢体活动受限，穿脱衣物比较困难。照护人员应引导和鼓励有能力的失智老年人自主穿脱衣物，必要时再协助他们，这有助于他们维持穿脱衣物的能力。

（一）协助失智老年人穿脱开襟上衣

照护人员做好准备工作和沟通与评估工作，协助失智老年人摆放好体位后，应按照表3-3协助失智老年人穿脱开襟上衣。

表3-3　协助失智老年人穿脱开襟上衣的方式和具体操作步骤

协助方式	具体操作步骤	
指导失智老年人自主穿脱开襟上衣	穿衣	（1）指导失智老年人展开干净的开襟上衣，并辨别其正反、前后 （2）指导失智老年人用一只手抓住衣领，将衣服反面向上平铺在双腿上 （3）指导失智老年人将一只手伸入衣袖，并用另一只手向上提拉衣领至肩膀处 （4）指导失智老年人穿好另一侧衣袖 （5）指导失智老年人扣上扣子或拉上拉链 （6）指导失智老年人整理好衣服
	脱衣	（1）指导失智老年人解开扣子或拉开拉链 （2）指导失智老年人将衣服由肩膀向下拉，先脱下一侧衣袖，再脱下另一侧衣袖
为坐位的失智老年人穿脱开襟上衣	穿衣	（1）一只手从袖口伸入至衣领处并握住失智老年人的手，另一只手将衣领向上提拉至失智老年人的肩膀 （2）叮嘱失智老年人身体稍向前倾，将衣服从失智老年人背后绕到另一侧 （3）协助失智老年人将另一只手臂沿斜下方或斜上方伸入衣袖，穿好另一侧衣袖 （4）扣上扣子或拉上拉链，并整理好衣服
	脱衣	（1）解开扣子或拉开拉链，拉下衣领，露出失智老年人的肩膀 （2）脱下一侧衣袖 （3）将衣服从失智老年人背后绕到另一侧，脱下另一侧衣袖
为卧位的失智老年人穿脱开襟上衣	穿衣	（1）协助失智老年人侧卧，一只手从袖口伸入至衣领处并握住失智老年人的手，另一只手将衣领向上提拉至失智老年人的肩膀，捏住衣领并将衣服平铺在失智老年人背部 （2）协助失智老年人仰卧，用同样的方法协助失智老年人穿好另一侧衣袖 （3）扣上扣子或拉上拉链，并整理好衣服
	脱衣	（1）解开扣子或拉开拉链，脱下一侧衣袖并平整地放在失智老年人身下 （2）双手分别扶住失智老年人另一侧的肩膀和髋部，协助失智老年人侧卧后脱下另一侧衣袖

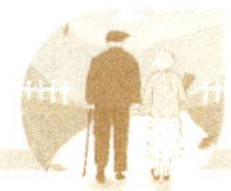

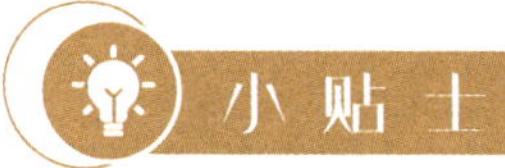

如果失智老年人偏瘫，脱衣时，应先脱健侧的衣服，再脱患侧的衣服；穿衣时，应先穿患侧的衣服，再穿健侧的衣服。

（二）协助失智老年人穿脱套头上衣

照护人员做好准备工作和沟通与评估工作，协助失智老年人摆放好体位后，应按照表 3-4 协助失智老年人穿脱套头上衣。

表 3-4　协助失智老年人穿脱套头上衣的方式和具体操作步骤

协助方式	具体操作步骤	
指导失智老年人自主穿脱套头上衣	穿衣	（1）指导失智老年人展开干净的套头上衣，并辨别正反、前后 （2）指导失智老年人将衣服摆放在双腿上，正面朝下、背面朝上，领口在远端、下摆在近端 （3）指导失智老年人将一只手从衣服下摆伸入穿好一侧衣袖 （4）指导失智老年人用同样的方法穿好另一侧衣袖 （5）指导失智老年人低头，将头从衣服下摆伸入，从衣服领口伸出，并向下拉衣服下摆 （6）指导失智老年人整理好衣服
	脱衣	（1）指导失智老年人将衣服下摆拉至胸部 （2）指导失智老年人低头，用手抓住衣领后部将衣身部分从头部脱下 （3）指导失智老年人用一只手拉住另一侧衣袖的袖口并向下拉，脱下衣袖 （4）指导失智老年人用同样的方法脱下剩下的一侧衣袖
为失智老年人穿脱套头上衣	穿衣	（1）一只手握住失智老年人的手从衣服下摆伸入衣袖内，另一只手从袖口伸入衣袖握住失智老年人的手并拉出 （2）用同样的方法穿好另一侧衣袖 （3）一只手托起失智老年人的头部，另一只手握住衣服背面的下摆和领口，将衣服套入失智老年人头部并向下拉至平整
	脱衣	（1）将衣服下摆拉至失智老年人胸部 （2）一只手托起失智老年人的头部，另一只手从失智老年人背后向上将衣身部分从头部脱下 （3）一只手扶住失智老年人的肩膀，另一只手捏住一侧袖口向下拉，脱下一侧衣袖 （4）用同样的方法脱下另一侧衣袖

（三）协助失智老年人穿脱裤子

照护人员做好准备工作和沟通与评估工作，协助失智老年人摆放好体位后，应按照表 3-5 协助失智老年人穿脱裤子。

表 3-5　协助失智老年人穿脱裤子的方式和具体操作步骤

协助方式	具体操作步骤	
指导失智老年人自主穿脱裤子	穿裤子	（1）指导失智老年人坐好，展开干净的裤子，并辨别正反、前后 （2）指导失智老年人先将一只脚从裤腰伸入裤腿，再将另一只脚从裤腰伸入裤腿 （3）指导失智老年人将裤腰向上提拉至臀部以下 （4）指导失智老年人站立好，双手将裤腰向上提拉至腰部 （5）指导失智老年人扣上扣子、拉上拉链或系上裤带
	脱裤子	（1）指导失智老年人解开扣子、拉下拉链或解开裤带 （2）指导失智老年人将裤腰向下褪至臀部以下，然后坐下 （3）指导失智老年人将裤腰向下褪至脚踝处，先脱去一侧裤腿，再脱去另一侧裤腿
为失智老年人穿脱裤子	穿裤子	（1）左手从裤脚口伸入至裤腰处，轻握失智老年人的脚踝，右手将裤腿向失智老年人大腿方向提拉 （2）用同样的方法穿上另一侧裤腿 （3）双手拉住裤腰向上提拉至失智老年人臀部 （4）如果失智老年人不能配合抬臀，照护人员应先协助失智老年人将身体向左倾，将其右侧的裤腰向上提拉至腰部；再协助失智老年人将身体向右倾，将其左侧的裤腰向上提拉至腰部。如果失智老年人能配合抬臀，照护人员应叮嘱失智老年人屈膝、抬臀，在失智老年人的配合下，一只手扶住失智老年人的腰部，另一只手快速将裤腰向上提拉至腰部
	脱裤子	（1）解开扣子、拉下拉链或解开裤带 （2）如果失智老年人不能配合抬臀，照护人员应协助失智老年人将身体向左倾，将右侧裤腰向下拉至臀部以下；再协助失智老年人将身体向右倾，将左侧裤腰向下拉至臀部以下。如果失智老年人能配合抬臀，照护人员应叮嘱失智老年人屈膝、抬臀，在失智老年人的配合下，一只手扶住失智老年人的腰部，另一只手快速将裤腰向下拉至臀部以下 （3）双手分别拉住两侧裤腰，将裤子向下褪至膝部 （4）抬起失智老年人一侧下肢，脱去裤腿 （5）用同样的方法脱去另一侧裤腿

（四）协助失智老年人穿脱鞋袜

照护人员做好准备工作和沟通与评估工作，协助失智老年人摆放好体位后，应按照以下步骤协助失智老年人穿脱鞋袜：

（1）穿脱鞋子。穿鞋子时，照护人员取干净的鞋子，检查鞋内是否平整、有无异物，一只手握住鞋跟，另一只手托起失智老年人的脚后跟，将脚套入鞋内，最后系上鞋带或粘上魔术贴；用同样的方法穿上另一只鞋子。脱鞋子时，照护人员解开失智老年人的鞋带或撕开魔术贴，一只手握住失智老年人的脚踝，另一只手捏住鞋后帮，将鞋子脱下；用同样的方法脱下另一只鞋子。

（2）穿脱袜子。穿袜子时，照护人员取干净的袜子，双手分别捏住袜口，将失智老年人一只脚的脚趾套入袜口，然后向脚踝方向提拉袜子，直至袜跟与失智老年人脚后跟贴合；

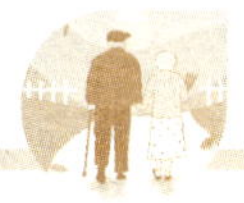

用同样的方法穿上另一只袜子。脱袜子时，照护人员双手分别捏住袜口两侧向下拉，直至袜子脱下；用同样的方法脱下另一只袜子。

课堂互动

郑爷爷患有中度失智症，不会自主穿脱衣物，但能坐立、配合抬臂。

2 人一组，1 人扮演郑爷爷，1 人扮演照护人员，模拟照护人员为郑爷爷穿脱开襟上衣、裤子和鞋袜的操作流程。

二、应对失智老年人异常着装行为

照护人员发现失智老年人有异常着装行为时，应先确认他们出现异常着装行为的原因，判断他们是否受情绪或身体疾病的影响，然后采取恰当的应对措施。

（一）应对不能选择合适衣物的行为

如果失智老年人不能根据季节、气温等选择合适的衣物，照护人员可采取以下措施：

（1）将不同季节的衣服分开放置，在失智老年人常用的衣柜里只放当季的衣服，并尽量减少衣服的数量，以便失智老年人选择。

（2）向失智老年人讲解不同季节的气温特点和穿衣要求。

（二）应对穿错衣物的行为

如果失智老年人经常穿错衣物（如内衣外穿、扣错扣子等），照护人员可采取以下措施：

（1）在失智老年人穿衣前，照护人员可向其介绍正确的穿衣顺序，或者将失智老年人要穿的衣物按照穿衣顺序摆放好，每次递给失智老年人一件衣物，并指导失智老年人自主穿衣。

（2）为失智老年人准备舒适、方便穿脱的衣物，如开襟上衣，有松紧带的裤子，无须系鞋带、可调节松紧的鞋子。

（三）应对不知道如何穿脱衣物的行为

失智老年人由于记忆障碍、失用和运动功能衰退，可能出现不知道如何穿脱衣物的情况。对此，照护人员可采取以下措施：

（1）在协助失智老年人穿脱衣物时，向他们讲解、示范穿脱衣物的动作，并要求他们复述。

（2）将穿脱衣物的步骤的示意图和文字粘贴在失智老年人可以看到的地方。

（3）指导失智老年人使用穿衣辅助器具穿脱衣物，如穿衣辅助杆（见图 3-6）、鞋拔子、穿袜辅助器（见图 3-7）等。

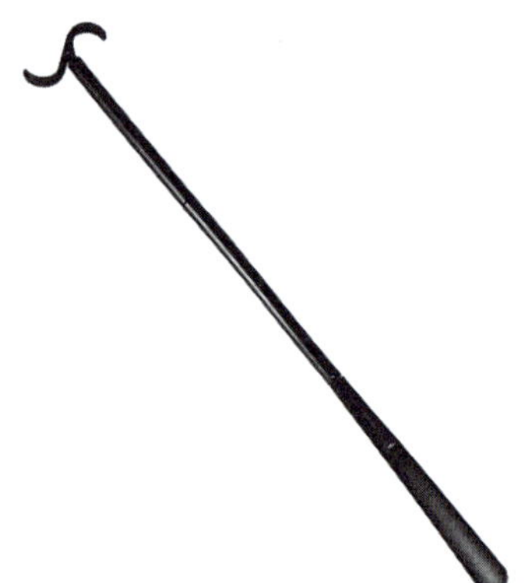

图 3-6　穿衣辅助杆

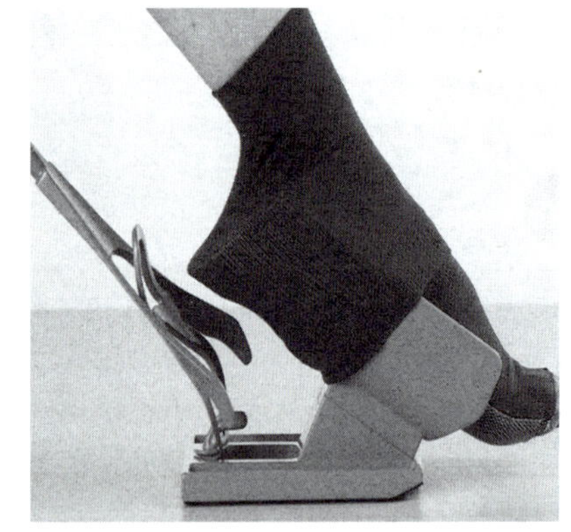

图 3-7　穿袜辅助器

失智老年人常用的穿衣辅助器具

（四）应对拒绝穿衣物的行为

当失智老年人拒绝穿衣物时，照护人员不要强迫失智老年人立即穿上衣物，可以稍后再尝试让他们穿上衣物。同时，照护人员还应寻找失智老年人拒绝穿衣物的原因，如患皮肤病，或衣服面料不舒适、衣服太紧等。

（五）应对拒绝更换衣物的行为

有的失智老年人出于一些原因，总是不愿意更换衣物。遇到这种情况时，照护人员可以为失智老年人准备几件相同或相似的衣物，以供失智老年人更换。

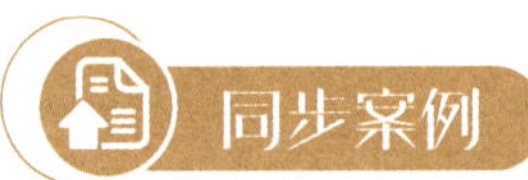

同步案例

应对钟爷爷不穿衣物的行为

钟爷爷，74 岁，中度失智症患者，现居住在某养老机构。某天，钟爷爷在活动室看电视时，突然把上衣脱了。照护人员小胡看到后，立即上前询问钟爷爷：“爷爷，您哪里不舒服吗？”同时观察钟爷爷的神态。小胡发现钟爷爷比较烦躁，于是一边安抚钟爷爷，一边取来毛巾将钟爷爷裹住，并搀扶他回到房间。

小胡对钟爷爷说：“爷爷，不穿衣服是不是有点冷？咱们把衣服穿上吧。”但是钟爷爷对穿衣服很抗拒。小胡掀开毛巾发现钟爷爷的后背一直出汗，还出现了皮疹，问道：“爷爷，是不是因为后背不舒服所以不想穿衣服呀？那我们让医生看一下，好吗？”征得钟爷爷同意后，小胡立即联系医生。在医生的指导下，小胡用温热的毛巾为钟爷爷擦干净后背，并为其涂抹了治疗皮疹的药物。然后，小胡取来干净的衣服，指导钟爷爷自己穿上衣服并夸赞道：“爷爷，您真棒！”

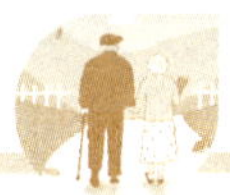

任务实施

模拟穿着照护

【任务描述】

王爷爷患有轻度失智症，现居住在某养老机构。由于记忆障碍，王爷爷经常忘记穿脱衣物的步骤，需要照护人员协助穿脱衣物。请以小组为单位，模拟穿着照护。

【实施要求】

（1）学生自由分组，2 人一组。

（2）小组成员 1 人扮演王爷爷、1 人扮演照护人员，模拟照护人员协助王爷爷穿脱衣物并让王爷爷记住穿脱衣物步骤的情景。

（3）教师对各小组的模拟情况进行点评。

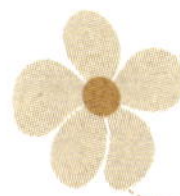

任务三　卫生照护

任务导入

案例一：林爷爷患有重度失智症，活动能力丧失，长期卧床，为防止林爷爷出现口腔感染、压疮等情况，照护人员会定期为其擦拭口腔、擦浴。

案例二：朱奶奶患有中度失智症，活动能力尚好。近几个月，朱奶奶有时反复刷牙、洗脸，导致牙龈出血和面部皮肤擦伤；有时饭前便后拒绝洗手。

思考：

（1）失智老年人卫生照护的内容有哪些？

（2）如何为失智老年人擦拭口腔、擦浴？

（3）如何应对失智老年人异常卫生行为？

一、头部卫生照护

头部卫生照护主要指为失智老年人洗头。这不仅可以保持失智老年人头发清洁，还可以在洗头过程中为失智老年人按摩头部，促进其头皮血液循环，缓解头晕、头疼等症状。照护人员做好准备工作和沟通与评估工作后，应按照表 3-6 协助失智老年人洗头，然后做好洗头后的整理工作。

表 3-6　协助洗头的具体操作步骤

项目		具体操作步骤
摆放体位	坐位	（1）协助失智老年人坐在椅子上，将方凳放在失智老年人的正前方，并将脸盆放在方凳上 （2）将失智老年人的衣领向内翻折，取一条毛巾围在失智老年人的肩颈处，用别针固定 （3）叮嘱失智老年人用双手扶住脸盆的两侧，头部位于脸盆的正上方，低头、闭眼
	卧位	（1）将失智老年人的衣领向内翻折，取一条毛巾围在失智老年人的肩颈处，用别针固定 （2）将防水垫和浴巾铺于床头，将洗头盆（见图 3-8）放置其上，并在洗头盆的凹槽处垫上毛巾，使失智老年人的脖颈枕于洗头盆凹槽处 图 3-8　洗头盆 （3）用纱布遮住失智老年人的双眼，用棉球塞住失智老年人的耳朵
清洗		（1）一只手提起水壶向下缓慢倾倒温水淋湿失智老年人的头发，另一只手揉搓失智老年人的头发，直至头发全部淋湿 （2）取适量洗发用品，双手揉搓出泡沫，然后用其揉搓失智老年人的头发 （3）双手指腹用适当的力量按摩失智老年人的头皮，注意不要用指甲抓挠失智老年人的头皮 （4）一只手提起水壶缓慢冲洗失智老年人的头发，另一只手揉搓失智老年人的头发，直至冲洗干净
擦干		（1）用毛巾擦干失智老年人耳后、脸颊等处的水迹，卧位洗头时还需取下失智老年人眼睛上的纱布、耳朵内的棉球 （2）用毛巾包裹住失智老年人的头发，擦至头发不滴水后用吹风机吹干头发

二、口腔卫生照护

口腔卫生照护包括协助失智老年人漱口、刷牙、擦拭口腔、清理义齿，以保持其口腔清洁，避免引发龋齿（蛀牙）、牙龈炎、牙龈萎缩、牙周病等口腔疾病。

（一）协助失智老年人漱口

照护人员做好准备工作和沟通与评估工作，协助失智老年人摆放好体位后，应按照以下步骤协助失智老年人漱口，然后做好漱口后的整理工作。

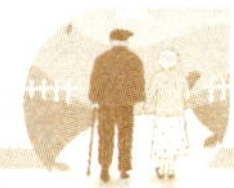

（1）在水杯中倒入适量漱口水，并将吸管放入其中。

（2）一只手握住水杯递到失智老年人嘴边，另一只手扶住吸管，叮嘱失智老年人用吸管吸取适量漱口水；或协助失智老年人直接口含适量漱口水。

（3）叮嘱失智老年人闭紧双唇，鼓起脸颊 3～4 次，使漱口水在齿缝内外流动冲刷，然后吐出漱口水。

（4）让失智老年人重复上述步骤，直至其口腔清洁。

（5）用毛巾擦干失智老年人嘴角的水迹。

（二）协助失智老年人刷牙

照护人员做好准备工作和沟通与评估工作，协助失智老年人摆放好体位后，应按照以下步骤协助失智老年人刷牙，然后做好刷牙后的整理工作。

（1）在水杯中倒入适量清水，在牙刷上挤适量的牙膏，或指导失智老年人自己倒水、挤牙膏。

（2）将牙刷递至失智老年人手中，叮嘱其将身体前倾并使用水平颤动拂刷法刷牙 3 分钟左右，牙齿内外侧、咬合面均要刷到；或直接帮失智老年人刷牙。

小贴士

水平颤动拂刷法的操作步骤如下：将牙刷的刷毛放在牙齿和牙龈交界处，与牙齿侧面成 45°；在同一个位置（2～3 颗牙的范围内）水平颤动 5～6 次后，沿着牙齿的表面拂刷；每个位置至少重复一次上述步骤，再移动到下一个位置。

（3）协助失智老年人漱口。

（4）用毛巾擦干失智老年人嘴角的水迹。

课堂互动

谭爷爷患有中度失智症，不知道如何刷牙，需要他人协助刷牙。

2 人一组，1 人扮演谭爷爷，1 人扮演照护人员，模拟照护人员为谭爷爷刷牙的操作流程。

（三）为失智老年人擦拭口腔

照护人员做好准备工作和沟通与评估工作，协助失智老年人摆放好体位后，应按照以下步骤为失智老年人擦拭口腔，然后做好擦拭口腔后的整理工作。

（1）用漱口水浸湿棉球，然后用止血钳夹紧棉球至不滴水后擦拭失智老年人的嘴唇、嘴角。

（2）叮嘱失智老年人轻轻咬合牙齿，用压舌板撑开左侧脸颊，用止血钳夹住棉球，从臼齿到门齿纵向擦拭其左侧牙齿的外侧面。用同样的方法为其擦拭右侧牙齿的外侧面。

（3）叮嘱失智老年人张开上下牙齿，然后为其擦拭牙齿的内侧面和咬合面、上颚、舌头、左右口腔内壁等。

（4）协助失智老年人漱口。

（5）用毛巾擦干失智老年人嘴角的水迹。

（四）协助失智老年人清理义齿

义齿是指用金属或塑料等材料制成的人工牙齿，用以恢复因牙齿缺损而失去的发音、美观和咀嚼功能。失智老年人在进食后和晚上睡前都应清理义齿。

1．摘戴义齿

照护人员在做好准备工作和沟通与评估工作后，应按照以下步骤协助失智老年人摘戴义齿，然后做好摘戴义齿后的整理工作。

（1）摘取义齿。照护人员叮嘱失智老年人张嘴，一只手垫着纱布轻轻拉动义齿基托将义齿取下。摘取上方义齿时，应轻轻向外、向下拉动义齿基托；摘取下方义齿时，应轻轻向外、向上拉动义齿基托。如果失智老年人佩戴的是全口义齿，照护人员应先为其摘取上方义齿，再摘取下方义齿。

（2）佩戴义齿。照护人员用流动的清水冲洗义齿后叮嘱失智老年人张嘴，一只手垫着纱布将义齿轻轻放入失智老年人口中，然后轻推义齿基托将义齿戴上，最后叮嘱失智老年人轻轻咬合数次，直至义齿与牙组织完全吻合。

2．清洗义齿

照护人员做好准备工作后，应按照以下步骤清洗义齿，然后做好清洗义齿后的整理工作。

（1）刷洗义齿。照护人员一只手垫着纱布捏住义齿，另一只手握着软毛牙刷在流动的清水下刷洗义齿的表面，直至无污渍附着，然后冲净义齿。

（2）浸泡义齿。照护人员可用水杯盛装冷开水或义齿清洁液，然后将义齿浸泡在水杯中。

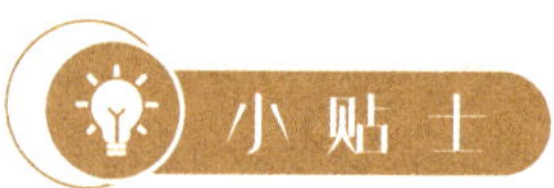

不能用酒精或热水浸泡义齿，以免义齿出现裂纹或变形。

三、身体卫生照护

（一）协助失智老年人淋浴

照护人员做好准备工作和沟通与评估工作，协助失智老年人脱衣、在洗澡椅（见图 3-9）上坐稳后，应按照以下步骤协助失智老年人淋浴，然后做好淋浴后的整理工作。

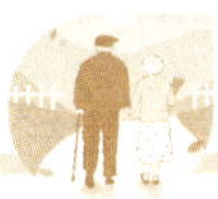

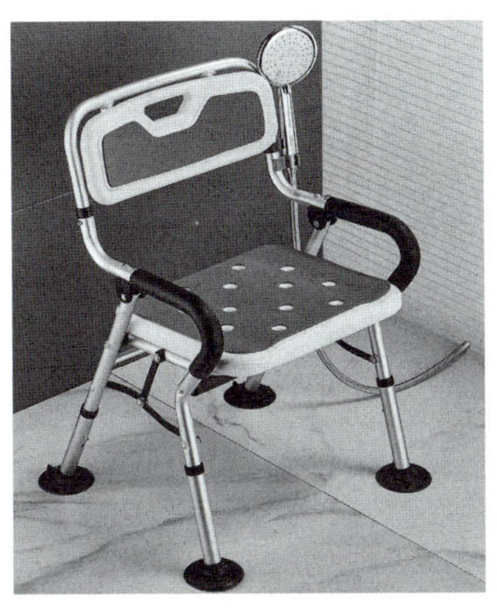

图 3-9　洗澡椅

（1）洗脸。照护人员打湿失智老年人的面部后，取少量洁面用品在手中搓出泡沫，然后用其轻轻揉搓失智老年人的面部，最后洗净失智老年人面部的泡沫。

如何协助
失智老年人淋浴

（2）洗头。照护人员叮嘱失智老年人身体紧靠椅背，头稍向后仰并闭眼。手持花洒淋湿失智老年人的头发，取适量洗发用品在手中搓出泡沫，然后用其揉搓失智老年人的头发，按摩失智老年人的头皮，最后冲净泡沫。

（3）洗其他部位。照护人员手持花洒，淋湿失智老年人的身体，然后在手中涂抹沐浴用品，依次涂擦失智老年人的颈部、耳后、上肢、胸腹部、背部、下肢、会阴、臀部和双足，并轻轻揉搓其皮肤，最后洗净失智老年人身上的泡沫或皂液。

（4）擦干。照护人员用毛巾迅速擦干失智老年人脸部和头发，用浴巾包裹并擦干失智老年人的身体，然后协助失智老年人穿好干净的衣裤。

（二）为失智老年人擦浴

照护人员做好准备工作和沟通与评估工作，协助失智老年人摆放好体位后，应按照表 3-7 为失智老年人擦浴，然后做好擦浴后的整理工作。

表 3-7　为失智老年人擦洗身体的顺序和具体操作步骤

擦洗顺序	擦洗部位	具体操作步骤
1	面部和颈部	（1）将毛巾铺在枕头上及失智老年人胸前被子上，另取一条毛巾浸湿后拧干，擦洗失智老年人双眼的内眼角和外眼角 （2）洗净毛巾并将其包裹在手上，在毛巾上涂抹洁面用品，依次擦洗失智老年人的额头、脸颊、鼻子、耳后、颌下、颈部 （3）洗净毛巾，擦净失智老年人面部和颈部的泡沫或皂液，然后擦干其面部和颈部

续表

擦洗顺序	擦洗部位	具体操作步骤
2	手臂	（1）脱去失智老年人的上衣，露出失智老年人的一只手臂，然后将浴巾铺在手臂下，并向上折，盖住手臂 （2）洗净毛巾并将其包裹在手上，在毛巾上涂抹沐浴用品，掀开浴巾，从失智老年人的前臂向上臂擦洗 （3）洗净毛巾，擦净失智老年人手臂的泡沫或皂液 （4）用浴巾擦干失智老年人的手臂，盖好被子 （5）用同样的方法擦洗失智老年人的另一只手臂
3	胸部	（1）将被子下折，露出失智老年人的胸部，然后用浴巾遮盖其胸部 （2）洗净毛巾并将其包裹在手上，在毛巾上涂抹沐浴用品，掀开浴巾，由上至下擦洗失智老年人的胸部及胸部两侧 （3）洗净毛巾，擦净失智老年人胸部及胸部两侧的泡沫或皂液 （4）用浴巾擦干失智老年人的胸部及胸部两侧，盖好被子
4	腹部	（1）将被子下折至失智老年人大腿上部，然后用浴巾遮盖其胸腹部 （2）洗净毛巾并将其包裹在手上，在毛巾上涂抹沐浴用品，掀开浴巾下角，露出失智老年人的腹部，按顺时针方向擦洗腹部 （3）洗净毛巾，擦净失智老年人腹部的泡沫或皂液 （4）用浴巾擦干失智老年人腹部，盖好被子
5	背部和臀部	（1）协助失智老年人侧卧，使其背部朝向照护人员 （2）将被子上折，露出失智老年人的背部和臀部，然后将浴巾铺在其背部和臀部下方，并向上折，盖住其背部和臀部 （3）洗净毛巾并将其包裹在手上，在毛巾上涂抹沐浴用品，掀开浴巾，从失智老年人的腰骶部沿脊柱向上擦洗至肩颈部，再向下擦洗其背部一侧 （4）用同样的方法擦洗失智老年人背部另一侧 （5）最后擦洗失智老年人的臀部 （6）洗净毛巾，擦净失智老年人背部和臀部的泡沫或皂液 （7）用浴巾擦干失智老年人的背部和臀部，协助失智老年人平卧，盖好被子
6	腿部	（1）将被子上折，露出失智老年人的一条腿，将浴巾铺在腿下，并向上折，盖住腿 （2）洗净毛巾并将其包裹在手上，在毛巾上涂抹沐浴用品，掀开浴巾，一只手握住失智老年人的脚踝，另一只手从失智老年人的小腿向大腿方向擦洗 （3）洗净毛巾，擦净失智老年人腿部的泡沫或皂液，并用浴巾擦干 （4）用同样的方法擦洗失智老年人的另一条腿 （5）撤去浴巾、盖好被子
7	脚	（1）在脚盆内倒入适量温水 （2）将被子上折，露出失智老年人的双脚，在其膝下垫软枕，在其脚下垫防水垫，然后将脚盆放在防水垫上 （3）将失智老年人的一只脚放入脚盆中浸湿，然后抬起脚并涂抹沐浴用品，揉搓脚踝、脚背、脚底、脚后跟、趾缝，再将脚放入脚盆中浸泡，洗净泡沫或皂液后用专用毛巾擦干 （4）用同样的方法清洗失智老年人的另一只脚 （5）撤去脚盆、防水垫、浴巾、软枕，盖好被子

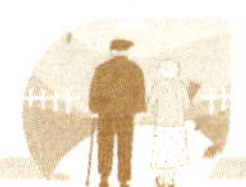

续表

擦洗顺序	擦洗部位	具体操作步骤
8	会阴	（1）在水盆内倒入适量温水，在失智老年人的臀部下方垫防水垫和浴巾，露出失智老年人的下肢及会阴 （2）戴上一次性医用手套，取专用毛巾洗净拧干后，反复多次擦洗失智老年人的会阴，直至清洁无异味 （3）撤去防水垫和浴巾，盖好被子

注：① 照护人员为女性失智老年人擦洗会阴时，应按照阴阜、尿道口、阴道口、肛门的顺序进行，边擦洗边转动毛巾，然后洗净毛巾，擦洗两侧腹股沟。

② 照护人员为男性失智老年人擦洗会阴时，应按照尿道外口、阴茎、阴囊、腹股沟、肛门的顺序进行。

四、应对失智老年人异常卫生行为

照护人员发现失智老年人有异常卫生行为时，应先确认他们出现异常卫生行为的原因，判断他们是否受情绪或身体疾病的影响，然后采取恰当的应对措施。

（一）应对洗漱或洗澡时间过长的行为

如果失智老年人洗漱或洗澡时间过长，照护人员可采取以下措施：

（1）陪同失智老年人洗漱、洗澡，适时提醒或协助他们，但不宜催促他们。

（2）不要在盥洗室放置吸引失智老年人注意力的其他物品。

（二）应对反复洗漱或洗澡的行为

当失智老年人反复洗漱或洗澡时，照护人员不应立即劝阻、批评他们，而应设法让他们做其他事情，如运动、进行娱乐活动等，转移其注意力，减少其洗漱、洗澡的次数。

（三）应对拒绝洗漱或洗澡的行为

如果失智老年人经常拒绝洗漱或洗澡，照护人员可以为其营造舒适的洗漱、洗澡环境。在失智老年人洗漱、洗澡时，照护人员可以为其播放喜欢的音乐，提供喜欢的洗漱用品、沐浴用品，让他们享受洗漱、洗澡的过程。在失智老年人完成洗漱、洗澡后，照护人员应对其予以鼓励和表扬。

（四）应对忘记洗漱或洗澡的行为

如果失智老年人经常忘记洗漱或洗澡，照护人员可采取以下措施：

（1）协助失智老年人养成按时洗漱、洗澡的习惯。例如，可以和失智老年人约定洗漱、洗澡的时间，并制作提示卡片贴在失智老年人能看到的地方或设定闹钟提醒他们。

（2）鼓励有能力的失智老年人自己洗漱、洗澡，以保持其兴趣和能力。

（五）应对不知道如何洗漱或洗澡的行为

如果失智老年人不知道如何洗漱或洗澡，照护人员可采取以下措施：

（1）在失智老年人洗漱、洗澡时，照护人员可告知失智老年人洗漱或洗澡的每一个步骤，必要时进行示范，以引导和帮助他们。洗漱、洗澡结束后，照护人员可让失智老年人复述洗漱、洗澡的步骤。

（2）将洗漱、洗澡步骤的示意图和文字说明贴在失智老年人可以看到的地方，以提醒失智老年人。

任务实施

模拟卫生照护

【任务描述】

林爷爷患有重度失智症，现长期卧床。照护人员需在林爷爷睡前协助其刷牙，为其进行擦浴。请以小组为单位，模拟卫生照护。

【实施要求】

（1）学生自由分组，2 人一组。

（2）小组成员 1 人扮演林爷爷、1 人扮演照护人员，模拟照护人员协助林爷爷刷牙、为林爷爷擦浴的情景。

（3）教师对各小组的模拟情况进行点评。

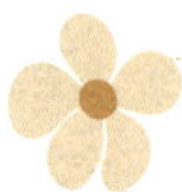

任务四　睡眠照护

任务导入

案例一：郑奶奶患有轻度失智症，刚入住某养老机构。照护人员会在郑奶奶睡前为其布置睡眠环境，郑奶奶对此表示不解。她认为自己在家睡觉时没有布置睡眠环境也能睡着，为什么要这么麻烦。照护人员解释道：“因为这样不仅可以促进睡眠，还可以保障安全。”

案例二：朱奶奶患有中度失智症，入住某养老机构 5 年。近几个月，朱奶奶经常出现夜间游走、不知道回房间的异常行为。

思考：

（1）良好睡眠环境的要求有哪些？

（2）失智老年人一般有哪些睡眠障碍？

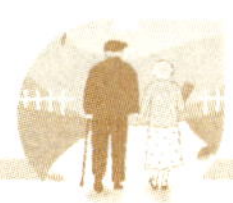

一、为失智老年人营造良好的睡眠环境

睡眠环境包括卧室环境和卧具，良好的卧室环境和舒适的卧具能够提高睡眠质量。为失智老年人营造良好的睡眠环境，有助于失智老年人养成良好的作息习惯，保持身体健康。

（一）失智老年人良好睡眠环境的要求

（1）温湿度适宜。照护人员应根据季节、室外温度等为失智老年人调整室内温湿度，一般而言，夏季室内温度以25～28℃为宜，相对湿度以60%～70%为宜；冬季室内温度以18～22℃为宜，相对湿度以55%～65%为宜。

（2）空气清新。在失智老年人入睡前，应为其卧室开窗通风换气，保证空气清新，以免因空气浑浊或存在异味而影响其睡眠。但在失智老年人睡觉时，应关闭其卧室窗户，以免出现对流风，导致失智老年人着凉。

（3）噪声低。安静的环境是良好睡眠的必备条件。在夜间，失智老年人的卧室噪声最好控制在30分贝以下。

（4）光线适宜。光线太亮，会影响失智老年人入睡；光线太暗，会使失智老年人起夜时因看不清周围环境而跌倒。因此，在失智老年人睡觉时，应保证其室内光线适宜。

（5）色彩柔和。过于浓重的色彩容易引起失智老年人情绪高涨或低落，影响睡眠。因此，应保证失智老年人卧室内的色彩柔和、淡雅。

（6）卧具舒适。失智老年人宜选用硬床，以睡在床上床垫不下陷为宜。床的高度以略高于失智老年人的膝盖为宜。被褥应柔软舒适，照护人员应根据季节为失智老年人调整被褥。枕头应高度、软硬度适宜且略有弹性。必要时，在床沿安装护栏，如图3-10所示。

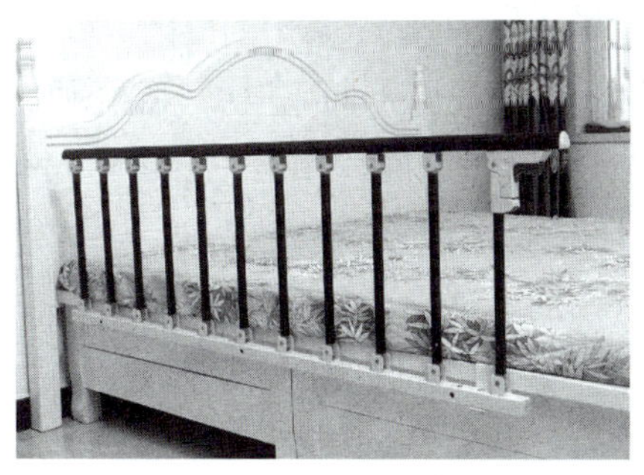

图3-10　在床沿安装护栏

（二）为失智老年人布置睡眠环境

照护人员为失智老年人布置睡眠环境的具体操作步骤如下：

（1）关闭窗户，拉上窗帘，关闭电视机等，以保持室内安静。

（2）调节室内温湿度至适宜温湿度。

（3）检查床铺上有无杂物；展开被子，使其保持平整；拍松枕头，根据失智老年人的习惯调整枕头高度。

如何为失智老年人布置睡眠环境

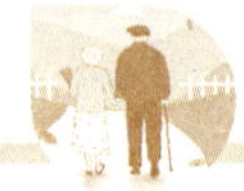

（4）将呼叫器放于枕边，根据需要在床边放置移动式坐便器。

（5）协助失智老年人脱去衣物、采取舒适的体位就寝，盖好被子。

（6）根据需要拉起床沿的护栏。

（7）打开夜灯，关闭房间大灯。

二、协助失智老年人克服睡眠障碍

睡眠障碍在失智老年人中很常见。睡眠障碍虽然不会直接威胁生命，但是会影响失智老年人的精神状态，同时会增大失智老年人患心脑血管疾病、糖尿病等疾病的概率。

（一）失智老年人睡眠障碍的表现

失智老年人睡眠障碍的表现主要有以下几个：

（1）睡眠不足。许多失智老年人存在睡眠时长缩短、睡眠质量不佳、夜间游走等问题，导致日间精力不足、易疲劳。

（2）睡眠过度。有些失智老年人由于脑供血不足等，会出现睡眠过度的情况，长期处于渴望睡眠的状态，且多为白天嗜睡，夜间易醒。

（3）入睡困难。入睡时间超过 30 分钟。

（4）早醒。早晨醒来的时间比平时提前 30 分钟甚至更久。

（5）睡眠中断。夜间醒来的次数增加。

（6）多梦。入睡后梦多，且醒来后感觉全身乏力。

（二）协助失智老年人克服睡眠障碍的措施

照护人员应及时分析失智老年人出现睡眠障碍的原因，以采取相应措施，必要时请医生进行诊断并提供干预方案。一般来说，照护人员可采取以下措施协助失智老年人克服睡眠障碍：

（1）缩短失智老年人白天的睡眠时间。如果失智老年人有午睡的习惯，照护人员可缩短失智老年人的午睡时间，以 30 分钟为宜。

（2）增加失智老年人白天的活动量。照护人员可鼓励并引导失智老年人在白天多活动，如散步、打太极拳（见图 3-11）等。值得注意的是，在傍晚到睡觉前这段时间，不要让失智老年人进行过多活动，否则，容易导致失智老年人因兴奋而睡不着。

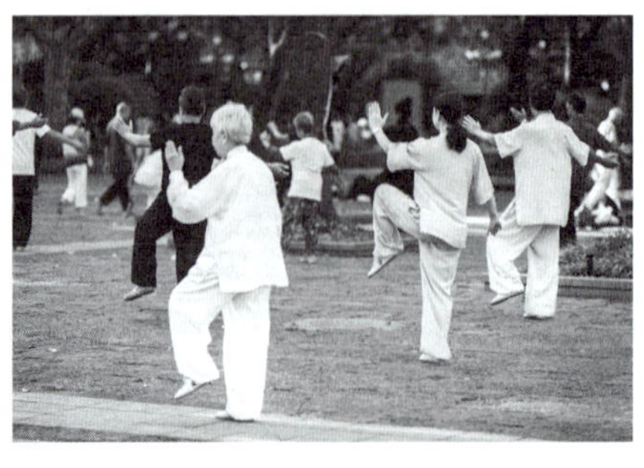

图 3-11　打太极拳

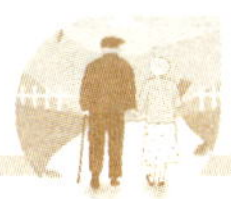

（3）合理安排失智老年人的饮食。照护人员要限制失智老年人食用甜食和饮用茶、咖啡、酒等不利于睡眠的饮品。晚餐时，应为失智老年人准备容易消化的食物，如蔬菜、粥等，且不要让失智老年人吃太多。照护人员还可以为失智老年人准备能够促进睡眠的牛奶、樱桃汁、小米粥等。

（4）为失智老年人进行睡前按摩。照护人员可在每天同一时间（失智老年人睡前）让失智老年人用温水泡脚 20～30 分钟，并为其进行足底按摩，以促进其睡眠，帮助其养成在固定时间睡觉的习惯。

（5）对失智老年人进行光照治疗。照护人员应让失智老年人在白天多晒太阳，或者在阳光下活动至少 30 分钟。如果失智老年人卧室的光照不足，照护人员可为其添置日光灯或者白色光线的节能灯来加强照明。

任务实施

模拟睡眠照护

【任务描述】

朱奶奶患有失智症，现居住在某养老机构。某天晚上，照护人员先为朱奶奶布置好了睡眠环境，随后离开。再次返回朱奶奶的房间观察其睡眠情况时，照护人员发现朱奶奶辗转反侧，难以入睡。照护人员询问朱奶奶睡不着的原因，朱奶奶说因想不起女儿的名字而着急。请以小组为单位，模拟睡眠照护。

【实施要求】

（1）学生自由分组，2 人一组。

（2）小组成员 1 人扮演朱奶奶、1 人扮演照护人员，模拟照护人员为朱奶奶布置睡眠环境、协助朱奶奶入睡的情景。

（3）教师对各小组的模拟情况进行点评。

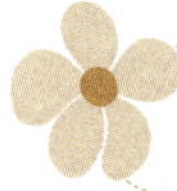

任务五　排泄照护

任务导入

案例一：郑奶奶患有轻度失智症，神志清楚，能正常交流，活动能力良好。最近几个月，郑奶奶常出现找不到卫生间、大便后忘记擦净身体或冲水的情况。

案例二：韩爷爷患有轻度失智症，与老伴住在一起。老伴这几天起床后，常在客厅垃圾桶里面及旁边发现尿液。原来韩爷爷半夜尿急，起床后找不到卫生间，于是在垃圾桶旁边小便。

思考：

（1）上述案例中，应如何对郑奶奶和韩爷爷进行排泄照护？

（2）如何应对失智老年人异常如厕行为？

一、协助失智老年人自主如厕

患有轻度失智症的老年人，通常具备一定的活动能力，可通过独立行走、靠他人搀扶、坐轮椅等方式移动到卫生间。但由于记忆障碍，他们可能会出现忘记冲水等情况。对于这一类失智老年人，照护人员应协助他们自主如厕。照护人员做好准备工作和沟通与评估工作后，应按照以下步骤协助失智老年人自主如厕，然后做好如厕后的整理工作。

（1）指导或搀扶失智老年人进入卫生间。对于不能行走的失智老年人，照护人员可以用轮椅推失智老年人进入卫生间。

（2）指导失智老年人观察并记住便器、纸巾的位置，同时向失智老年人介绍这些物品的作用。

（3）指导失智老年人自主脱裤子并坐在便器上，然后叮嘱他们双手扶住安全扶手排便。

（4）失智老年人排便期间，照护人员应离开卫生间，关上门在外面等待。照护人员在离开卫生间前应告诉失智老年人自己就在外面等待，如果失智老年人有需要可随时呼叫自己。

（5）指导失智老年人便后用纸巾擦净肛门（会阴）。

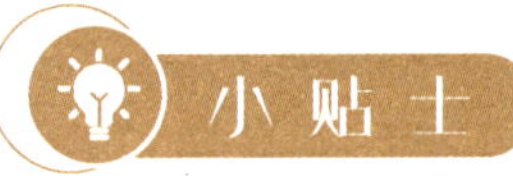

擦拭肛门时，男性从后往前擦拭，女性从前往后擦拭。

（6）指导失智老年人扶住扶手慢慢站立，穿上并整理裤子，按下便器开关冲水。

二、协助失智老年人使用移动式坐便器排便

对于可以自行或在他人的帮助下进行床椅转移，但没有能力移动到卫生间或者经常忘记卫生间位置的失智老年人，照护人员可以协助他们使用移动式坐便器（见图 3-12）排便。照护人员做好准备工作和沟通与评估工作后，应按照以下步骤协助失智老年人使用移动式坐便器排便，然后做好使用移动式坐便器排便后的整理工作。

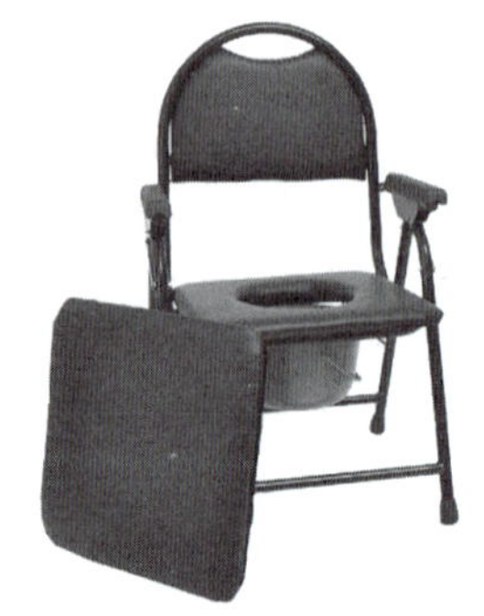

图 3-12　移动式坐便器

（1）为失智老年人脱裤子（或指导失智老年人自主脱裤子），协助失智老年人坐在移动式坐便器上，叮嘱他们双手扶住扶手进行排便。

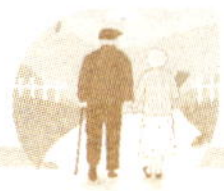

（2）在失智老年人排便结束后，鼓励失智老年人自己擦净肛门（会阴）。如果失智老年人需要协助，照护人员应叮嘱他们扶住扶手、身体前倾、微微抬起臀部，然后为他们擦净肛门（会阴）。

（3）协助失智老年人站立，并为失智老年人穿上裤子（或指导失智老年人自主穿上裤子）。

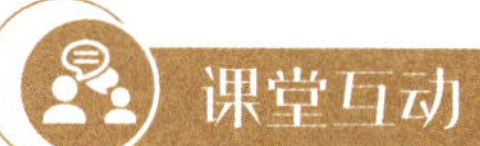

韩奶奶患有轻度失智症，最近常出现找不到卫生间、夜间在卧室随地大小便的情况。为了改变这种情况，家人买来移动式坐便器，并请失智老年人照护人员指导韩奶奶使用移动式坐便器。

2 人一组，1 人扮演韩奶奶，1 人扮演照护人员，模拟照护人员指导韩奶奶使用移动式坐便器的情景。

三、为失智老年人更换纸尿裤和尿袋

（一）为失智老年人更换纸尿裤

对于无法表达便意、尿意，大小便失禁和长期卧床的失智老年人，为了保持其身体清洁无异味，防止压疮，照护人员可为失智老年人使用并及时更换纸尿裤。照护人员做好准备工作和沟通与评估工作后，应按照以下步骤为失智老年人更换纸尿裤，然后做好更换纸尿裤后的整理工作。

（1）协助失智老年人仰卧，将一次性护理垫铺在其臀部下方，协助失智老年人脱裤子。

（2）戴上一次性医用手套，撕开纸尿裤胶贴，展开纸尿裤，确认排泄物，将纸尿裤前片向内折并压在失智老年人臀下，使干净面朝上。

（3）协助失智老年人侧卧，将纸尿裤后片向内折并压在失智老年人身下。

（4）用纸巾将失智老年人身上的排泄物擦拭干净后，撤去纸尿裤，再用湿热毛巾擦拭其臀部。

（5）展开新的纸尿裤，铺于失智老年人臀部旁边。

（6）协助失智老年人仰卧，从其两腿间向上拉出纸尿裤前片，粘贴好两侧胶贴。

（7）整理大腿内、外侧的纸尿裤边缘部分，确保纸尿裤与失智老年人的腿部充分贴合。

（8）协助失智老年人穿上裤子，撤去一次性护理垫。

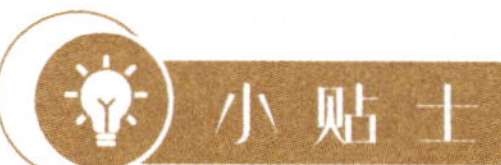

失智老年人的纸尿裤不要穿得太松或太紧，以纸尿裤边缘能放入一指为宜。纸尿裤穿得太松，容易发生侧漏；纸尿裤穿得太紧，容易影响失智老年人局部血液循环。

（二）为留置导尿管的失智老年人更换尿袋

不能正常排尿而又无其他有效治疗方法的失智老年人，需要长期留置导尿管（见图 3-13）。对于这类失智老年人，照护人员需及时为其更换尿袋（见图 3-14）。

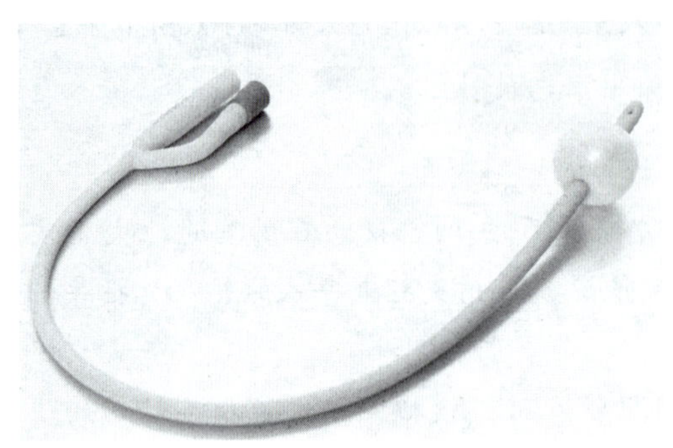
图 3-13　导尿管

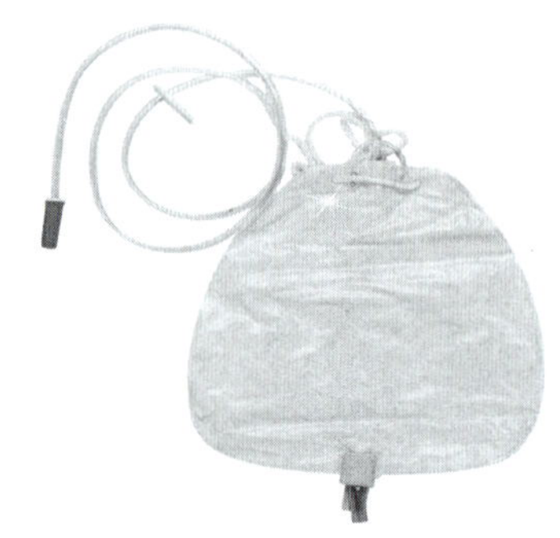
图 3-14　尿袋

照护人员做好准备工作和沟通与评估工作后，应按照以下步骤为失智老年人更换尿袋，然后做好更换尿袋后的整理工作。

（1）打开尿袋引流管上的开关引流尿液，观察管路是否通畅，待尿液排出后关闭引流管上的开关。

（2）打开尿袋放尿端口，排空尿袋内余尿，关闭放尿端口。

（3）对双手进行消毒，戴上一次性医用手套，用止血钳夹住导尿管开口上端 3～5 厘米处，分离导尿管与尿袋，取下尿袋，保持尿袋引流管端口向上，卷起尿袋放在一旁。

（4）用碘伏由内向外为导尿管端口及外周消毒，撕开新尿袋的外包装，检查并旋紧新尿袋的放尿端口，取下新尿袋引流管端口盖帽，将引流管端口插入导尿管内。

（5）松开止血钳，打开新尿袋引流管上的开关，观察尿液引流情况，若引流通畅，则关闭新尿袋引流管上的开关。

（6）用别针将新尿袋固定在床旁。注意尿袋高度不得高于失智老年人会阴的高度，以免尿液逆流造成感染。

四、协助便秘的失智老年人排便

便秘是指排粪次数减少（每周少于 3 次）、排便不畅、粪质坚硬的现象。便秘是常见的失智老年人排泄障碍之一。正常情况下，失智老年人每天排大便 1～2 次，若失智老年人超过 3 日没有排大便，照护人员应采取措施协助其排便。协助便秘的失智老年人排便时可使用开塞露通便法和人工取便。

（一）开塞露通便法

照护人员做好准备工作和沟通与评估工作后，应按照以下步骤使用开塞露通便，然后做好使用开塞露通便后的整理工作。

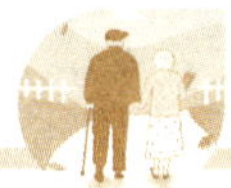

（1）协助失智老年人取左侧卧位，将其裤子褪至臀部以下，在臀下垫一次性护理垫。

（2）戴上一次性医用手套，取下开塞露的盖子，无盖子时平整地剪去封口端。

（3）左手持纸巾分开失智老年人的臀部，露出其肛门，右手挤出少量药液润滑开塞露开口处和失智老年人的肛周，然后将开塞露沿失智老年人的直肠壁缓慢插入其肛门内3～4 厘米，将药液一次性全部挤入。如插入过程中遇到阻力，应撤出再慢慢进入，必要时可旋转进入。

（4）轻轻撤出开塞露，手持纸巾按压肛门 5 分钟左右。

（5）叮嘱失智老年人保持侧卧位 5～10 分钟，待失智老年人有明显便意时，及时协助失智老年人如厕。

（二）人工取便法

照护人员做好准备工作和沟通与评估工作后，应按照以下步骤进行人工取便，然后做好人工取便后的整理工作。

如何使用人工取便法协助失智老年人排便

（1）协助失智老年人取左侧卧位，将其裤子褪至臀部以下，在其臀下垫一次性护理垫。

（2）戴好一次性医用手套，在右手食指上涂抹润滑液。

（3）左手分开失智老年人的臀部，露出其肛门，用右手食指润滑失智老年人的肛周，叮嘱失智老年人放松，待其肛门松弛后缓慢地将右手食指插入其直肠。

（4）由浅入深地将可触及的粪便沿着直肠内壁一侧轻轻掏出，放入便盆中。

（5）取便完毕后，脱去手套，用纸巾擦净失智老年人的肛门。

（6）在水盆中倒入适量温水，用毛巾擦洗失智老年人的肛门后，拧干毛巾热敷其肛门处并轻轻按摩，以减轻其肛门周围的疼痛感。

五、应对失智老年人异常如厕行为

（一）应对随地大小便的行为

随地大小便是最常见的失智老年人异常如厕行为之一，常出现在失智症中期阶段。照护人员可以采取以下措施应对失智老年人随地大小便的行为：

（1）训练失智老年人定时排大小便，定时提醒、引导失智老年人自主如厕或协助其如厕。

（2）在失智老年人的卧室内放置移动式坐便器，方便失智老年人使用。

（3）将如厕步骤的示意图和文字说明贴在便于失智老年人看到的地方，让失智老年人树立到卫生间如厕的意识。

（4）在卫生间外贴上明显的标识，在其他地方贴上去往卫生间的指示标识，以便失智老年人找到卫生间。

（二）应对玩弄排泄物的行为

失智老年人玩弄排泄物的原因可能是不知道如何处理排泄物或者对排泄物感到好奇等。当失智老年人出现玩弄排泄物的行为时，照护人员不要责骂、羞辱他们，应及时清理，并让他们做其他事情以转移注意力。平时，照护人员可以引导失智老年人去卫生间如厕，以免其玩弄排泄物；及时为失禁的失智老年人更换纸尿裤，以免其撕扯纸尿裤后玩弄排泄物。

（三）应对大小便困难的问题

失智老年人大小便困难的原因可能有以下几个：① 运动量少；② 水分摄入过少；③ 饮食不利于排便。照护人员可以采取以下措施应对失智老年人大小便困难的问题：

（1）增加失智老年人的运动量。如果失智老年人可以进行运动，照护人员应鼓励并协助其进行运动，还可指导其进行一些利于排便的运动，如收腹鼓腹运动、提肛运动等。

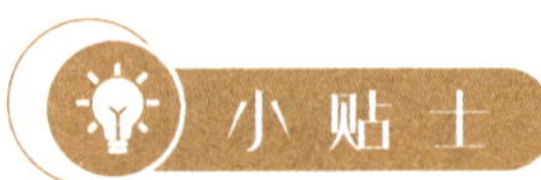

收腹鼓腹运动：采取仰卧位，深吸气使腹部鼓起，呼气使腹部收缩，持续进行10分钟。

提肛运动：采取仰卧位或坐立，收缩肛门，然后放松，即正常排便时的一收一放动作，持续进行5～10分钟。

（2）保证失智老年人每天摄入充足的水分。除了直接饮水外，照护人员还可以让失智老年人吃水果，或者将利于排便的蔬菜、水果榨成蔬果汁让失智老年人饮用，以促进排便。

（3）合理安排失智老年人的饮食。照护人员可为失智老年人提供富含纤维素的食物，如南瓜、红薯、山药等，尽量不要让失智老年人进食辛辣、油炸的食物。

（4）为失智老年人按摩。在失智老年人起床前和睡觉前，照护人员可沿顺时针方向按摩失智老年人腹部10～15分钟，促进其肠道蠕动。在失智老年人睡觉前，照护人员还可按摩失智老年人足底中下部结肠反射区30分钟左右。

（四）应对大小便失禁的问题

大便失禁是指不能自主控制排大便的现象。小便失禁是指不能有意识地控制排尿，尿液经尿道自行流出的现象。大小便失禁常见于失智症中期和晚期阶段。如果失智老年人出现大小便失禁的情况，照护人员可让失智老年人穿上纸尿裤。此外，照护人员可为失智老年人提供富含纤维素的食物，如玉米、燕麦、苦瓜等，刺激其肠道蠕动，恢复其肠道功能，以改善大便失禁的情况；还可对失智老年人进行膀胱训练、骨盆底肌训练，以改善小便失禁的情况。

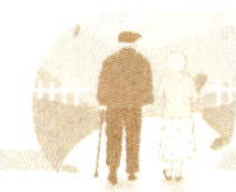

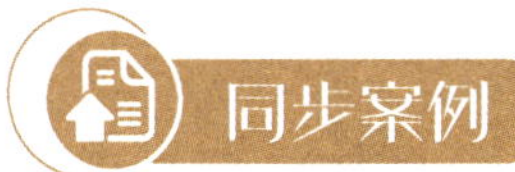

应对蒋爷爷随地大小便的行为

蒋爷爷，72岁，中度失智症患者。蒋爷爷有时因找不到卫生间而直接在卧室里排便；有时进了卫生间，却在脸盆里排便。为应对蒋爷爷的这种情况，家人聘请了照护人员小叶照护他。

某天，小叶在客厅和蒋爷爷聊天时，发现他一直摸自己的肚子，便询问他是否需要排便。得到蒋爷爷肯定的回答后，小叶立即搀扶蒋爷爷走到卫生间门口，协助蒋爷爷识别卫生间并帮助其打开卫生间的门，对蒋爷爷说："爷爷，这里是卫生间，想排便时就要到这里来。"

进入卫生间后，小叶指着坐便器对蒋爷爷说："爷爷，这是坐便器，白色的，要把大小便排在这里面。"然后，小叶协助蒋爷爷脱下裤子，扶着蒋爷爷在坐便器上坐稳，叮嘱蒋爷爷双手扶住安全扶手，并对蒋爷爷说："爷爷，坐在这上面排便。我在卫生间门口等您，您有需要就叫我。"蒋爷爷排便结束后，小叶协助蒋爷爷用纸巾擦净肛门，让蒋爷爷扶着安全扶手站立，协助蒋爷爷穿上裤子，然后按坐便器开关冲水。

之后，小叶在卫生间门上粘贴了醒目的标识，以便蒋爷爷识别卫生间的位置。小叶还将如厕流程写在纸上，并粘贴在醒目的地方，提醒蒋爷爷如厕。此外，每次蒋爷爷去卫生间排便后，小叶都会及时鼓励和表扬他。慢慢地，蒋爷爷随地大小便的次数开始变少。

任务实施

模拟排泄照护

【任务描述】

林爷爷患有重度失智症，长期卧床。为避免压疮，林爷爷一直穿着纸尿裤。最近，林爷爷出现了便秘的情况，照护人员打算采用开塞露通便法协助林爷爷排便。请以小组为单位，模拟排泄照护。

【实施要求】

（1）学生自由分组，2人一组。

（2）小组成员1人扮演林爷爷、1人扮演照护人员，模拟照护人员为林爷爷更换纸尿裤、采用开塞露通便法协助林爷爷排便的情景。

（3）教师对各小组的模拟情况进行点评。

学习成果自测

1. 填空题

（1）失智老年人一般采取__________或__________进食，偏瘫的失智老年人还可采取侧卧位（尽量采取健侧卧位）进食。

（2）__________是将鼻胃管经一侧鼻腔插入胃内，从管内灌注鼻饲液（如流质食物、水和药物等）的方法。

（3）照护人员协助失智老年人刷牙时，应叮嘱其将身体前倾并使用水平颤动拂刷法刷牙______分钟左右，牙齿内外侧、咬合面均要刷到。

（4）___________是指排粪次数减少、排便不畅、粪质坚硬的现象。正常情况下，失智老年人每天排大便______次，若失智老年人超过______日没有排大便，照护人员应采取措施协助其排便。

2. 选择题

（1）发现失智老年人出现异食行为时，以下做法正确的是（　　）。

A．诱导失智老年人主动张嘴　　B．强行取出失智老年人口中的物品

C．不理会失智老年人　　D．斥责失智老年人

（2）为了应对失智老年人穿错衣物的行为，为失智老年人准备衣物时，照护人员不宜准备（　　）。

A．开襟上衣　　B．有松紧带的裤子

C．有魔术贴的鞋子　　D．需要系鞋带的鞋子

（3）照护人员可用水杯装（　　）浸泡义齿。

A．酒精　　B．冷开水

C．热水　　D．漱口水

（4）下列选项中，食用或饮用（　　）不利于睡眠。

A．咖啡　　B．牛奶

C．小米粥　　D．樱桃汁

（5）为了应对失智老年人大小便困难的问题，照护人员应鼓励失智老年人（　　）。

A．多喝水，减少活动，多吃富含纤维素的食物

B．多喝水，适当活动，多吃富含纤维素的食物

C．多喝水，适当活动，少吃富含纤维素的食物

D．少喝水，适当活动，多吃富含纤维素的食物

3. 简答题

（1）简述失智老年人饮食照护的原则。

（2）如何应对失智老年人异常卫生行为？

（3）简述失智老年人良好睡眠环境的要求。

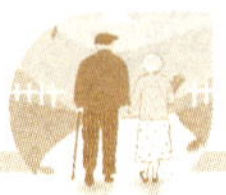

学习成果评价

请进行学习成果评价，并将评价结果填入表 3-8 中。

表 3-8　学习成果评价表

<table>
<tr><td>班级</td><td></td><td>组号</td><td></td><td>日期</td><td></td></tr>
<tr><td>姓名</td><td></td><td>学号</td><td></td><td>指导教师</td><td></td></tr>
<tr><td>项目名称</td><td colspan="5">失智老年人日常生活照护</td></tr>
<tr><td>评价项目</td><td colspan="2">评价内容</td><td>分值</td><td>自我评分</td><td>教师评分</td></tr>
<tr><td rowspan="5">知识
（40%）</td><td colspan="2">协助失智老年人进食和饮水、为失智老年人鼻饲、应对失智老年人异常进食行为的相关内容</td><td>8</td><td></td><td></td></tr>
<tr><td colspan="2">协助失智老年人穿脱衣物、应对失智老年人异常着装行为的相关内容</td><td>8</td><td></td><td></td></tr>
<tr><td colspan="2">为失智老年人进行头部、口腔、身体卫生照护和应对失智老年人异常卫生行为的相关内容</td><td>8</td><td></td><td></td></tr>
<tr><td colspan="2">为失智老年人布置睡眠环境、协助失智老年人克服睡眠障碍的相关内容</td><td>8</td><td></td><td></td></tr>
<tr><td colspan="2">协助失智老年人如厕、为失智老年人更换纸尿裤和尿袋、应对失智老年人异常如厕行为等的相关内容</td><td>8</td><td></td><td></td></tr>
<tr><td rowspan="5">技能
（40%）</td><td colspan="2">能够对失智老年人进行饮食照护</td><td>8</td><td></td><td></td></tr>
<tr><td colspan="2">能够对失智老年人进行穿着照护</td><td>8</td><td></td><td></td></tr>
<tr><td colspan="2">能够对失智老年人进行卫生照护</td><td>8</td><td></td><td></td></tr>
<tr><td colspan="2">能够对失智老年人进行睡眠照护</td><td>8</td><td></td><td></td></tr>
<tr><td colspan="2">能够对失智老年人进行排泄照护</td><td>8</td><td></td><td></td></tr>
<tr><td rowspan="4">素养
（20%）</td><td colspan="2">具备良好的学习态度</td><td>5</td><td></td><td></td></tr>
<tr><td colspan="2">具备团队精神</td><td>5</td><td></td><td></td></tr>
<tr><td colspan="2">培养耐心细致的工作态度</td><td>5</td><td></td><td></td></tr>
<tr><td colspan="2">树立用心服务的理念</td><td>5</td><td></td><td></td></tr>
<tr><td colspan="3">合计</td><td>100</td><td></td><td></td></tr>
<tr><td colspan="3">总分（自我评分×40%+教师评分×60%）</td><td colspan="3"></td></tr>
<tr><td>自我评价</td><td colspan="5"></td></tr>
<tr><td>教师评价</td><td colspan="5"></td></tr>
</table>

项目四
失智老年人认知功能促进

项目引言

认知功能促进是指通过对失智老年人进行认知功能训练和认知功能障碍非药物治疗来改善失智老年人的认知功能。失智老年人的认知功能障碍很难被消除，但通过认知功能促进，可以延缓认知功能障碍的发展进程，维持日常生活活动能力，从而减轻社会与家庭的照护负担。

知识目标

- 掌握记忆力训练、定向力训练、注意力训练、判断力训练、理解能力训练、思维能力训练、计算能力训练、失认训练、失用训练的相关内容。
- 熟悉音乐治疗、园艺治疗、怀旧治疗的相关内容。

素质目标

- 通过学习认知功能训练的相关知识，培养敏锐的洞察力和精准的判断力，做到具体问题具体分析。
- 通过学习认知功能障碍非药物治疗的相关知识，树立服务第一的理念。

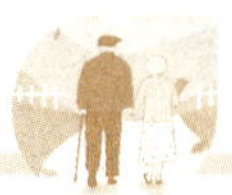

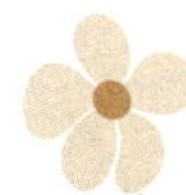

任务一　认知功能训练

任务导入

案例一：向爷爷退休前是一名语文教师，3 年前因患失智症入住某养老机构。1 年前，照护人员发现向爷爷出现严重的记忆障碍。为了延缓向爷爷记忆力下降的速度，照护人员让向爷爷每天阅读一篇短文，并在带着问题反复阅读后复述短文内容，有时还会针对短文内容和他讨论。

案例二：戚奶奶患有失智症，主要表现为经常忘记要做的事，出门时忘记锁门，在超市买东西时不知道该付多少钱，在熟悉的地方也容易迷失方向。照护人员为戚奶奶准备了日记本和日程表，叮嘱戚奶奶每天写日记，并将要做的事情记录在日程表上。

思考：

（1）认知功能训练的内容有哪些？

（2）记忆力训练的方法有哪些？案例一涉及了哪种记忆力训练方法？

（3）案例二中，照护人员还可以引导戚奶奶进行哪些认知功能训练活动？

一、记忆力训练

记忆力是指记住事物形象或事情经过的能力，包括识记的敏捷性、记忆的持久性、回忆的准确性和及时性。记忆力训练的目的是逐渐延长记忆保存的时间、提高回忆的准确性和缩短回忆的时间，最终使失智老年人能在相对较长的时间内记住应当进行的特定活动，尽可能保持现有的记忆力，延缓记忆力进一步下降的速度。

（一）记忆力训练的方法

常用的记忆力训练方法有以下几种。

1. 数字复述训练

照护人员念出一串没有规律的数字（3 个数字起），如“7，3，4”“4，1，8”等，然后让失智老年人复述。如果失智老年人不能正确复述，照护人员就将这串数字再念一遍，直至其能正确复述。如果失智老年人能正确复述，照护人员就再增加 1 个数字，直至其不能正确复述。

瞬时记忆力训练常用方法

同步案例

对艾爷爷进行数字复述训练

近段时间，照护人员发现艾爷爷记忆力下降明显。因此，照护人员对艾爷爷进行了数字复述训练。

照护人员做好准备工作后，按照以下流程对艾爷爷进行训练。

1．沟通与评估

（1）沟通。照护人员向艾爷爷进行自我介绍，并介绍此次记忆力训练的内容、流程、时间等。

（2）评估。照护人员观察了艾爷爷的身体状况、情绪状态，并询问了其意愿，认为艾爷爷身体状况良好，情绪稳定，且愿意配合训练。

2．开展训练

（1）照护人员念出“5，3，7”，要求艾爷爷复述。艾爷爷能准确复述。

（2）照护人员增加数字，念出“2，1，3，8”，要求艾爷爷复述，艾爷爷念出“2，5，3，7”。照护人员再次念出“2，1，3，8”，艾爷爷念出“2，5，3，8”。照护人员再次念出“2，1，3，8”，艾爷爷准确念出“2，1，3，8”。

（3）照护人员继续增加数字，念完后让艾爷爷复述。最后，发现艾爷爷最多只能记住6个数字。

3．总结与整理

（1）总结。照护人员引导艾爷爷回顾了此次训练活动，对艾爷爷的表现给予了肯定和表扬，并告知艾爷爷下次训练的时间和地点。

（2）整理。照护人员整理物品。

2．识记卡片训练

照护人员的操作步骤如下：① 准备若干张卡片，卡片内容包括水果、动物、花卉、风景、人、数字等；② 采用实物对照、解说等方法引导失智老年人说出这些卡片的内容；③ 让失智老年人观察卡片，通过复述、联想、抄写等方式记住这些卡片的内容；④ 打乱这些卡片的顺序并从中随机抽取一张，让失智老年人说出对应卡片的内容；⑤ 抽取其他卡片，让失智老年人辨认，直至失智老年人准确说出所有卡片的内容。

3．搭积木训练

照护人员向失智老年人展示积木成品图片并演示搭积木的过程，然后指导失智老年人按照演示的顺序搭积木，如图4-1所示。如果失智老年人不能正确搭好积木，照护人员可再次演示搭积木的过程或适当提醒失智老年人。如果失智老年人能正确搭好积木，照护人员可加大搭积木的难度。

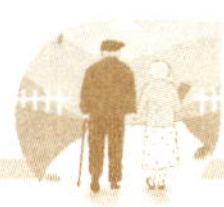

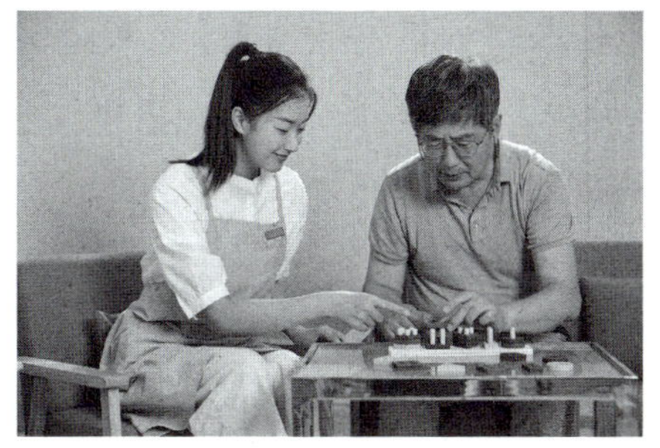

图 4-1 指导失智老年人搭积木

4．地图作业训练

照护人员准备一张标有街道和建筑物而无文字说明的地图，用手指指着地图上的某一点（起点），沿着街道将手指移动到另一点（终点）停住，然后指导失智老年人将手指放在终点，并从终点原路返回至起点。如果失智老年人不能原路返回，照护人员就再次演示移动过程。如果失智老年人能原路返回，照护人员可加大训练难度，如设计更复杂的路线等。

5．PQRST 练习法

照护人员为失智老年人准备一篇短文，然后指导失智老年人按以下步骤进行训练：①“P”——浏览短文内容；②“Q”——针对短文内容向自己提问；③“R”——为了回答问题而仔细阅读短文；④“S”——复述短文内容；⑤“T”——用回答问题的方法检验自己的记忆力。

6．外部辅助物记忆训练

外部辅助物记忆训练是指用身体以外的辅助物来帮助记忆的方法。常用的外部辅助物及对应的训练方法如下：

（1）日记本。对于具备阅读能力的失智老年人，照护人员可指导其采用每隔一段时间写日记的方式来记录要记下的事情，并每隔一段时间查看日记本。如果失智老年人自己无法书写，也可由照护人员代写。在失智老年人的记忆力改善后，照护人员可逐步延长失智老年人写日记的间隔时间和查看日记本的间隔时间。

（2）日程表。照护人员可指导失智老年人将日常活动写在日程表上，并将日程表粘贴在便于失智老年人看到的地方。刚开始时，照护人员可经常提醒失智老年人查看日程表，让他们知道什么时候应当做什么。

（3）手机。照护人员可指导失智老年人使用手机提醒自己处理待办事项（如定闹钟、写备忘录等），并提醒他们经常查看手机，以防漏办。

（二）记忆力训练的注意事项

照护人员对失智老年人进行记忆力训练时，应注意以下事项：

（1）根据失智老年人的认知功能、兴趣爱好、职业经历等制订个性化的训练方案，定期对失智老年人进行认知功能评估，根据评估结果逐步调整训练难度。训练难度太小，难以取得良好的训练效果；训练难度太大，不仅会让失智老年人无法完成，还可能加重其心理负担，导致其不愿意配合训练。

（2）在训练前，先评估失智老年人的身体状况、情绪状态和意愿。如果失智老年人不愿意配合训练，照护人员不可以强迫他们。

（3）在训练过程中，可以适当提醒失智老年人，及时安慰、鼓励和表扬失智老年人，让他们轻松、愉快地进行训练，产生继续训练的兴趣。

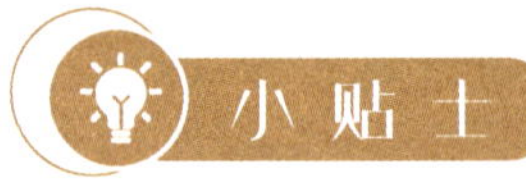

在所有认知训练活动中，照护人员均应注意上述3条事项。

（4）在安静的房间内开展记忆力训练，以减少环境噪声等的干扰。

（5）尽量将每次训练的时间控制在20分钟左右，也可根据失智老年人的兴趣、情绪等适当延长，但不宜超过30分钟。当失智老年人感到疲惫时，应停止训练。

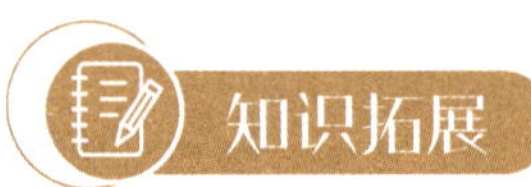

无错误学习法和间隔提取法

由于存在记忆障碍，失智老年人在记忆力训练过程中难免会出现错误，如混淆正确信息和错误信息。为了保证失智老年人能准确记忆，照护人员在对失智老年人进行记忆力训练的过程中可采用无错误学习法或间隔提取法。

采用无错误学习法时，在训练过程中要杜绝错误发生，其原理是失智老年人在训练中接收的有关正确信息的刺激越多，记忆加工程度越深，记忆越持久，记忆力训练的效果就越好。具体来说，在记忆力训练过程中，照护人员应发出比较简单的指令或提出比较简单的问题，或者及早给予提示，让失智老年人轻松得出正确信息，避免其出现错误，并持续给予正向强化。如果失智老年人出现错误，照护人员应立即纠正并直接告知他们正确信息，不要让他们接收到错误信息。例如，失智老年人误将苹果记成香蕉，照护人员应直接对他们说“错了，这是苹果”，而不是对他们说“错了，这不是香蕉，是苹果”。

在训练过程中，照护人员还可以采用改良的无错误学习法，即用丰富的语义词汇描述问题，引导失智老年人说出正确信息。采用这种方法既可以避免失智老年人出现错误，又可以增强失智老年人的参与感并提高其积极性。

间隔提取法是指照护人员按照一定的时间序列让失智老年人反复回忆或复述要记住的信息的方法。信息回忆的时间间隔越短、频率越高，记忆越深刻，记忆力训练的效果就越好。在采用间隔提取法时，照护人员要确保回忆信息的准确性。如果失智老年人回忆错误，照护人员必须马上告知其正确信息。

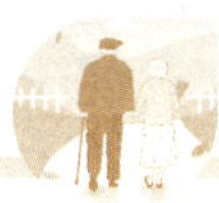

二、定向力训练

对失智老年人进行定向力训练，有助于他们处理日常事务，降低走失的概率。根据定向障碍的类别，可将定向力训练分为时间定向力训练、空间定向力训练和人物定向力训练。

（一）时间定向力训练

常用的时间定向力训练方法有以下几种。

1. 闹钟学习法

照护人员定时告知失智老年人在特定的时间需要完成特定的事情，帮助失智老年人加强对时间的认知。例如，每天早上 6 点，照护人员可以让失智老年人看时钟，并明确告诉他们："现在是早上 6 点，新的一天开始了，我们要开始洗漱了。"

2. 时钟训练

时钟训练是让失智老年人识别时钟所显示的时间。照护人员准备一个可移动数字和指针的钟表盘（见图 4-2），指导失智老年人将数字放入钟表盘上相应的孔洞中，教他们认识时间，然后拨动指针，让他们识别对应的时间。照护人员还可以在失智老年人熟悉的环境里，在较为显眼的地方放置时钟，让他们能一眼看到。为帮助失智老年人养成看时间的习惯，照护人员可经常询问他们时间（每天 3 次以上）。

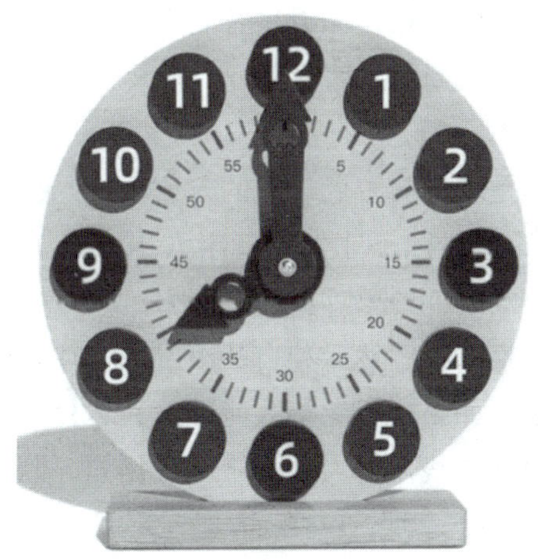

图 4-2　可移动数字和指针的钟表盘

3. 日期定向训练

照护人员可询问失智老年人当前的年份、月份、日期。如果失智老年人回答正确，照护人员可询问其前（后）一年的年份、前（后）一个月的月份或前（后）一天的具体日期。如果失智老年人回答错误，照护人员可询问其重要节日的日期，如国庆节的日期。如果失智老年人能正确回答重要节日的日期，照护人员可继续询问其重要节日前（后）一天的日期。

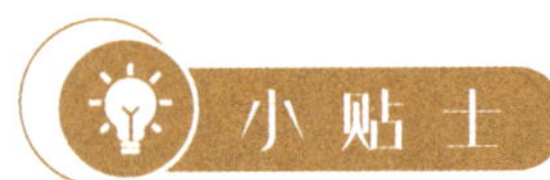

照护人员还可以在失智老年人可以看到的地方摆放日历，经常询问失智老年人当天的日期。

（二）空间定向力训练

常见的空间定向力训练有空间关系定向训练和地点定向训练。

1. 空间关系定向训练

进行空间关系定向训练的目的是让失智老年人识别上、下、前、后、左、右等方位。常用的空间关系定向训练方法有以下几种：

（1）照护人员指导失智老年人按一定规则摆放物品，如在书架上排列书籍、在餐桌上摆放碗筷等。

（2）照护人员让失智老年人跟随指令做动作，指令中应包含方位词，如“请您往前走”。在失智老年人熟练后，照护人员可加大训练难度。

（3）照护人员准备 5 种物品，如碗、筷子、勺子、铅笔、水杯，并将这 5 种物品摆在桌上。1 种物品放在中间，其余 4 种物品分别放在中间物品的前面、后面、左边、右边。照护人员询问失智老年人中间物品的名称，如果失智老年人回答正确，再分别询问他们中间物品的前面、后面、左边、右边所放置物品的名称。

2. 地点定向训练

进行地点定向训练的目的是增强失智老年人的方位感。照护人员可以画一张从出发地到目的地（如从房间到食堂）的路线图，让失智老年人用 3 分钟观察路线图并记住。1 分钟后，照护人员让失智老年人独自从出发地前往目的地。如果失智老年人无法准确到达目的地，照护人员可以让其继续观察路线图然后独自从出发地前往目的地，重复以上步骤，直至失智老年人能准确到达目的地。如果失智老年人能准确到达目的地，照护人员可以逐步增加途经地点的数量或设计更复杂的路线，加大训练难度。例如，照护人员可以让失智老年人先从房间走到活动室再走到食堂。

（三）人物定向力训练

照护人员向失智老年人提供其亲人、朋友的照片，并告知他们照片中人物的姓名、年龄、职业以及与失智老年人的关系等信息，然后再询问他们照片中的人是谁。如果失智老年人回答有误，则重复以上步骤，直至失智老年人能准确回答。

三、注意力训练

对失智老年人进行注意力训练，不仅能提高他们的注意力，还能增强其他认知功能训练

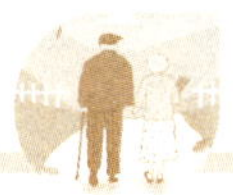

的效果。常用的注意力训练方法有猜测游戏、删除作业、心中数秒、“找不同”游戏、涂色游戏和排列数字顺序等。

（一）猜测游戏

照护人员取 2 个透明的杯子和 1 颗弹珠，在失智老年人的注视下将其中 1 个杯子倒扣在弹珠上，让失智老年人指出弹珠在哪个杯子里，重复数次。如果失智老年人一直回答正确，照护人员可以逐步加大训练难度，从改用 2 个不透明的杯子，到改用 3 个或以上不透明的杯子，再到改用 3 个或以上不透明的杯子和 2 颗或以上不同颜色的弹珠。

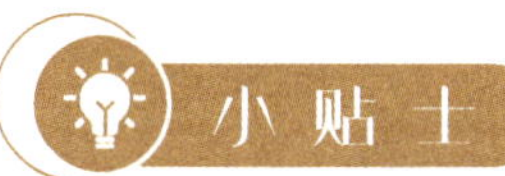

每次加大训练难度前，要重复操作数次。如果失智老年人一直回答正确，照护人员再加大训练难度。

（二）删除作业

照护人员在白纸上写下几个大写的英文字母，让失智老年人划掉指定的英文字母。在失智老年人成功后，照护人员重新写下几个大写的英文字母并让失智老年人划掉指定的英文字母。重复数次。如果失智老年人一直能准确划掉指定的英文字母，照护人员可以逐步加大训练难度，从增加大写英文字母的数量，到在纸上同时写下大写和小写英文字母等。照护人员也可根据失智老年人的文化程度，将英文字母换成数字、图形等。

（三）心中数秒

照护人员让失智老年人启动秒表后看着秒表，并于 10 秒时主动按停秒表。在失智老年人成功（误差不超过 1 秒）后，照护人员可将时间由 10 秒逐步延长至 1 分钟（每次延长 10 秒）。此时，如果失智老年人成功（误差不超过 2 秒），照护人员可让失智老年人启动秒表后不看秒表，在心里默数到 10 秒时主动按停秒表。如果失智老年人成功（误差不超过 1.5 秒），照护人员可将时间逐步延长至 2 分钟（每次延长 10 秒）。如果失智老年人一直成功（每 10 秒的误差不超过 1.5 秒，如 30 秒的误差不超过 4.5 秒），照护人员可在失智老年人完成上述训练后与其交谈。

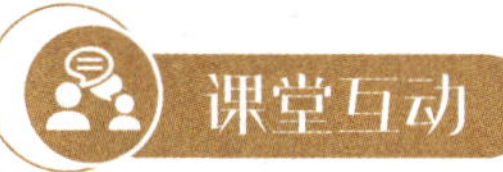

失智老年人在进行心中数秒活动时，启动秒表后不看秒表，在心里默数到 2 分钟时按停秒表，秒表上显示的时间为 140 秒。接下来，照护人员可以在失智老年人进行训练时与其交谈吗？为什么？

（四）“找不同”游戏

照护人员准备两张相似的图片，让失智老年人找出其中的不同点，叮嘱失智老年人按照从上到下、从左到右的顺序寻找，并将找到的不同点用笔做上标记，以免忘记。如果失智老年人能准确找出所有不同点，照护人员可以加大训练难度，如增加图片中不同点的数量。

（五）涂色游戏

照护人员准备好一幅没有涂色的画，让失智老年人根据提示涂色，如图 4-3 所示。照护人员应根据失智老年人的具体情况，选择合适的画。

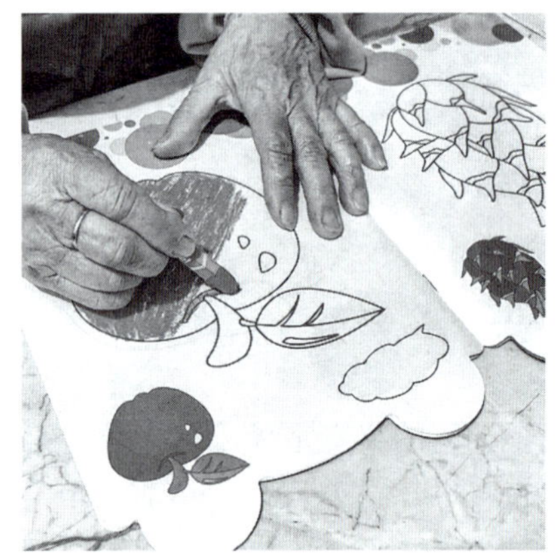

图 4-3　失智老年人在没有涂色的画上涂色

（六）排列数字顺序

照护人员让失智老年人按照顺序说出或写出数字 0～10，或者让失智老年人将数字卡片按照顺序排列好，重复数次。如果失智老年人一直成功，照护人员可让其按奇数、偶数、5 的倍数等规律说出或写出一系列数字。

四、判断力训练

对失智老年人进行判断力训练，能够提高他们的决策能力，帮助他们更好地适应社会生活，有效规避风险。常用的判断力训练方法有辨声活动、拼图游戏等。

（一）辨声活动

照护人员让失智老年人听不同的声音，如弹奏乐器的声音或动物的叫声，然后让失智老年人回答是什么乐器发出的声音或什么动物的叫声。

辨声活动方案

（二）拼图游戏

照护人员选用简单、颜色鲜艳的拼图或七巧板（见图 4-4）等，让失智老年人完成拼图游戏。如果失智老年人无法完成，照护人员可以为他们演示一遍，或者适时提示他们。如果失智老年人能完成，照护人员可以选择更复杂的拼图或七巧板。

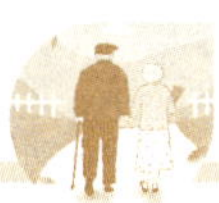

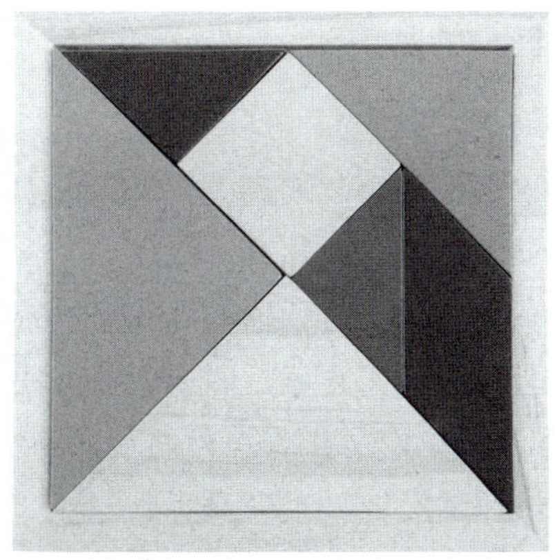

图 4-4　七巧板

五、理解能力训练

对失智老年人进行理解能力训练，能够提高他们的交流能力，有助于他们完成日常活动。常用的理解能力训练方法有问答对话、看图猜字、朗读文章等。

（一）问答对话

照护人员首先列出多个问题并向失智老年人展示，引导失智老年人选择其中的 5～10 个问题，然后按照问题顺序向失智老年人提问，鼓励失智老年人自己组织语言回答问题。在此期间，照护人员可以与失智老年人讨论，帮助他们更深入地理解问题。训练时间宜控制在 10 分钟内。

（二）看图猜字

照护人员向失智老年人一一展示图片，引导他们依据图片内容分析图片所表达的意思，最后猜出图片代表的字。照护人员在活动开始前应向失智老年人介绍活动规则，在活动过程中要鼓励他们积极说出自己的答案。

（三）朗读文章

照护人员先让失智老年人用 3 分钟左右的时间浏览一篇文章，必要时可简单向他们介绍文章内容并帮助他们认识生僻字，然后让他们选出一段或几段自己感兴趣的内容朗读出来，并鼓励他们将自己喜欢的或认为重要的文字记录下来，最后就文章内容与他们交流。训练时间宜控制在 10 分钟内。

六、思维能力训练

对失智老年人进行思维能力训练，能够提高他们的想象力、创造力和解决问题的能力。常用的思维能力训练方法有找出报纸中的信息、排列数字卡片、从一般到特殊推理和物品分类等。

（一）找出报纸中的信息

照护人员取一份报纸让失智老年人阅读（见图 4-5），然后询问失智老年人报纸首页的有关信息，如报纸名称、日期、新闻标题等。如果失智老年人回答正确，照护人员再让他们指出报纸中各个专栏的位置，如政治、经济、体育、娱乐、广告等专栏的位置。如果失智老年人能准确指出各个专栏的位置，照护人员再让他们寻找一些特殊的信息，如体育专栏中两个球队比赛的比分等。如果失智老年人回答正确，照护人员再让他们寻找一些需要他们进行判断的信息。例如，报纸上有租房广告，照护人员可将租房者的需求、预算等告诉失智老年人，让他们从中选择符合条件的租房广告。

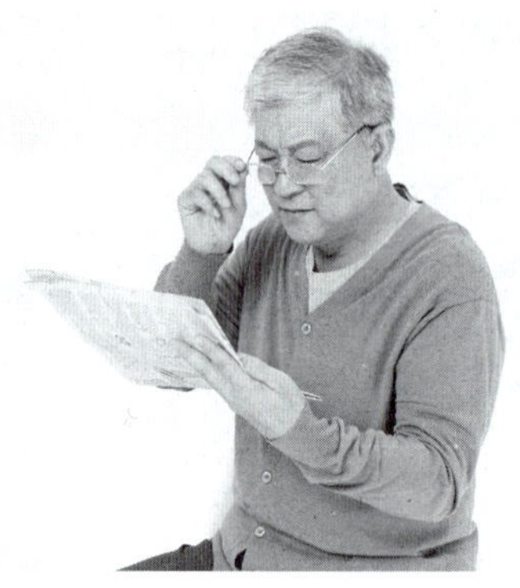

图 4-5　失智老年人阅读报纸

（二）排列数字卡片

照护人员给失智老年人 3 张数字卡片，让他们将这些卡片按照数字从小到大的顺序排列好，然后另给他们 1 张数字卡片，让他们根据这张卡片的数字大小将其插入已经排列好的卡片中。如果失智老年人能正确排列这些卡片，照护人员可以增加卡片的数量，还可以就数字之间的联系向失智老年人提问，如哪些卡片上的数字是奇数等。

（三）从一般到特殊推理

照护人员说出一类事物的名称，问失智老年人属于这类事物的具体事物有哪些。例如，照护人员问失智老年人“动物有哪些”，失智老年人可回答猪、狗、牛、鸡、鸭等动物名称。如果失智老年人回答正确，照护人员可以在问题中加一些限制条件，如问失智老年人“四条腿的动物有哪些”。

（四）物品分类

照护人员给失智老年人一张列有 30 个物品名称的清单，并告知其这 30 个物品可分为 3 类（如餐具、衣服、食品），要求其将这 30 个物品分类。如果失智老年人能正确分类，照护人员可在对其中一类物品加上限制条件后再让其分类，如将衣服分为冬季的衣服、夏季的衣服等。如果失智老年人能正确分类，照护人员可将成对的、具有共同特点的多个物品列在一张清单上，要求失智老年人说出每对物品的共同之处。

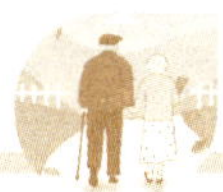

七、计算能力训练

对失智老年人进行计算能力训练，可以帮助他们更好地解决日常生活中的计算问题，提高他们独立生活的能力。

（一）计算能力训练的内容

计算能力训练的内容主要包括数字识别与识义训练、数字运算训练和情景化计算能力训练。

1. 数字识别与识义训练

数字识别与识义训练即识别数字并理解其含义的训练。照护人员可根据失智老年人的兴趣爱好、职业经历等选择合适的训练工具。例如，如果失智老年人喜欢玩扑克牌，照护人员可借助扑克牌进行数字识别与识义训练。常见的数字识别与识义训练活动有认数和数数等，照护人员的具体操作步骤如下：

（1）准备好数字卡片或扑克牌等，引导失智老年人识别并读出来。

（2）将任意数字组合在一起（组合数为 3 位数及以上），让失智老年人读出组合数。如果失智老年人能读出组合数，可以增加 1 位数，然后重复以上步骤，直至失智老年人不能读出组合数。

（3）随机念出一个数字，要求失智老年人数出对应数量的数字卡片或扑克牌等。例如，照护人员念出“5”，即要求失智老年人数出 5 张数字卡片或扑克牌。

2. 数字运算训练

照护人员准备好数字卡片和写有“+”“−”“×”“÷”等运算符号的卡片，引导失智老年人识别并识义。在失智老年人能识别所有数字和运算符号后，照护人员让失智老年人将所有数字卡片按数字由小到大的顺序排列。如果失智老年人能正确排列所有数字卡片，照护人员再随机抽取两张数字卡片，让失智老年人比大小，并说出两个数字的差。重复数次。如果失智老年人能正确计算，照护人员再随机抽取两张数字卡片，让失智老年人计算这两个数字的和。重复数次。如果失智老年人能正确计算，照护人员可随机抽取两张数字卡片，让失智老年人进行乘除运算。重复数次。

3. 情景化计算能力训练

照护人员和失智老年人模拟购物的情景。照护人员扮演售货员，失智老年人扮演顾客，需要确认购买的物品并计算价格。照护人员鼓励失智老年人口述计算过程，以便判断其计算过程是否正确。如果失智老年人计算错误，照护人员不要否定他们，鼓励他们重新计算即可。如果失智老年人多次计算错误，照护人员应及时引导和纠正，但不要强调其错误，以免其感到受挫或产生逆反心理。

（二）计算能力训练的注意事项

照护人员对失智老年人进行计算能力训练时，应注意以下事项：

（1）每次训练时间不宜过长，以 30 分钟为宜，以免失智老年人感到疲劳，进而出现情绪不稳定或注意力不集中的情况。

（2）保持训练的连续性，如每周训练 5 天，每天由固定人员在固定时间进行训练。

（3）可设置不同的训练内容，但需提前安排好。

（4）可借助电脑、手机等电子设备进行训练，以丰富训练内容，增强训练效果。

八、失认训练

根据失认症的类别，可将失认训练分为视觉失认训练、听觉失认训练、触觉失认训练等。照护人员应根据失智老年人所患失认症的类别，选择对应的训练内容。

（一）视觉失认训练

常用的视觉失认训练方法有以下几种：

（1）物品失认训练。照护人员将两两相同或成对的多个物品摆放在失智老年人面前，拿出一个物品，让失智老年人找出与其相同或成对的另一个物品，同时告诉失智老年人该物品的名称、作用、用法等。

（2）颜色失认训练。照护人员提供各种色板，让失智老年人进行颜色配对，或让失智老年人进行涂色游戏，同时告诉失智老年人对应颜色的名称。

（3）面孔失认训练。照护人员可参照人物定向力训练的方法开展面孔失认训练。

（二）听觉失认训练

常用的听觉失认训练方法有以下几种：

（1）匹配声音与发声体。照护人员让失智老年人听一种声音后，让其将对应的图片与文字配对。例如，照护人员让失智老年人听门铃声后，让其将画有门铃的图片与写有“门铃”字样的卡片配对。

（2）找出发声体。照护人员让失智老年人仔细听一种声音，然后让其从一些图片中选出画有对应发声体的图片。例如，照护人员让失智老年人听门铃声后，让其从画有水杯、西瓜、门铃、钢琴的图片中选出画有门铃的图片。

（3）发音练习。照护人员发出“a”的音，让失智老年人对着镜子模仿发音，重复数次后拿出一张写有“a”的字卡，告诉失智老年人这张字卡上的拼音读作“a”，然后让失智老年人继续模仿发音。

（三）触觉失认训练

常用的触觉失认训练方法有以下几种：

（1）感觉刺激。照护人员让失智老年人用表面粗糙的物品（如毛巾）沿前臂、手心、手指指腹移动以进行摩擦刺激，然后让失智老年人用手紧握物品以进行压力刺激。重复以上步骤，交替进行摩擦刺激和压力刺激。

（2）触摸辨识。照护人员让失智老年人闭着眼睛，用手触摸物品（如砂纸、纸巾、毛

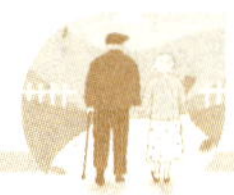

巾等，见图 4-6），以分辨不同物品的质地、形状等。照护人员还可以让失智老年人睁开眼睛，将若干物品放入一个不透明的箱子中，然后说出一个物品的名称，请失智老年人通过手部触摸从箱子中找出相应的物品。

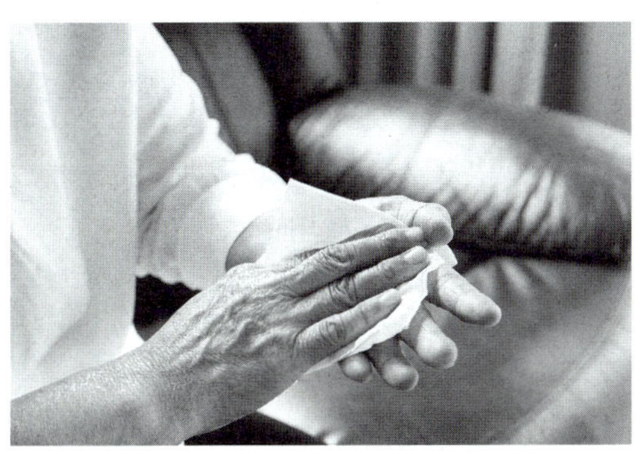

图 4-6 失智老年人用手触摸物品

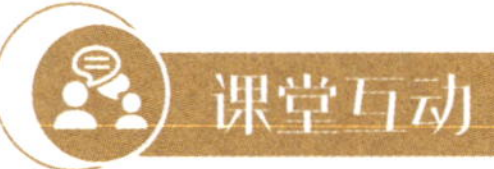

课堂互动

2 人一组，1 人扮演失智老年人，1 人扮演照护人员，模拟照护人员对失智老年人进行失认训练的过程。小组成员自行选择失认训练的方法。

九、失用训练

对失智老年人进行失用训练，有助于提高他们的生活自主性和生活质量。根据失用症的类别，可将失用训练分为观念性失用训练、结构性失用训练、观念运动性失用训练和肢体运动性失用训练等。照护人员应根据失智老年人所患失用症的类别，选择对应的训练内容。

（一）观念性失用训练

观念性失用是指由于意念中枢受损，运动记忆和顺序概念丧失，不能正确理解并使用物体完成复杂动作的病理状态。观念性失用的失智老年人不能将一组复杂、精细的动作按逻辑顺序分解组合，无法正确完成整套动作，但可以模仿动作。

照护人员可让失智老年人做一连串的动作，如洗手后擦干手，摆放餐具后吃饭等。值得注意的是，照护人员应将动作分解后让失智老年人进行训练，如将洗手后擦干手分解为打开水龙头、淋湿双手、关闭水龙头、涂抹洗手液、揉搓双手、打开水龙头、冲洗双手、关闭水龙头、取毛巾、擦干双手。在失智老年人做完一个动作后，照护人员要提醒失智老年人下一个动作是什么，或者协助其做下一个动作。

（二）结构性失用训练

结构性失用是指缺乏空间结构认识和辨别能力，难以绘制或制作包含空间位置关系的图像或模型，不能将物体的各个组成部分连成一个整体的病理状态。

照护人员可向结构性失用的失智老年人演示画图或搭积木的过程，然后让他们模仿。训练初期，照护人员可以给予失智老年人较多的暗示、提醒，等失智老年人有所进步后再逐步减少暗示和提醒的次数，逐步加大训练难度，如从画平面图形到画立体图形。

（三）观念运动性失用训练

观念运动性失用是指能理解指令的含义，但不能按照指令正确完成动作的病理状态。照护人员可向观念运动性失用的失智老年人演示一连串动作的完成过程，然后让他们模仿。如果失智老年人不能顺利完成，照护人员不宜使用语言提醒他们，而应握住他们的手引导他们完成动作，并根据其动作的熟练程度逐步减少协助。

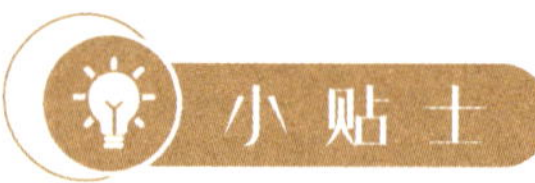

观念运动性失用的失智老年人往往能够较好地完成全身性动作，训练时照护人员不宜将动作分解。

（四）肢体运动性失用训练

肢体运动性失用是指不能完成精细、熟练动作的病理状态。照护人员可让肢体运动性失用的失智老年人做一些简单的肢体动作，如抓握、挥手、鼓掌等，必要时可给予一定的提示，等失智老年人有所进步后可减少提示并让失智老年人完成更复杂的肢体动作。

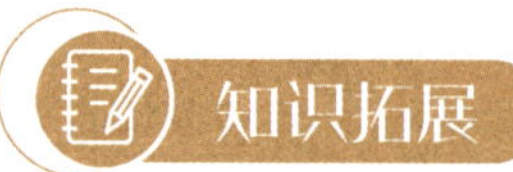

常做手指操，改善认知功能

常做手指操可以促进脑部血液循环，延缓脑神经细胞老化，改善记忆、理解等认知功能。手指操主要包括以下 10 个动作，失智老年人可以每天完整地做一遍，每个动作做两个八拍。

（1）掌心相对，上下摩擦。

（2）用一只手的掌心搓另一只手的手背，双手交替进行。

（3）双手十指交叉，用力相握。

（4）双手十指交叉握拳，按顺时针方向转动手腕。

（5）单手拇指指尖依次与该手其他手指的指尖相对，双手同时进行。

（6）单手握拳，再用力放开，双手同时进行。

（7）一只手握拳，另一只手五指分开，双手交替进行。

（8）将一只手的掌心放在胸口，另一只手握拳向前伸展，双手交替进行。

（9）用一只手的掌心按压另一只手的指尖，双手交替进行。

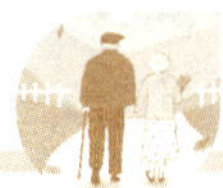

（10）用双手拇指、食指做爬梯动作。

（资料来源：华长军，《守护美好记忆 关爱“认知障碍”老年人》，人民网，2023年9月21日）

任务实施

制作认知功能训练视频

【任务描述】

以本任务所讲知识点为基础，结合从网上搜集的资料，制作认知功能训练视频。

【实施要求】

（1）学生自由分组，3～4人一组。

（2）每小组选择一种或多种认知功能训练方法，2～3人分别扮演照护人员、失智老年人，模拟训练过程，另外1人将模拟过程拍成视频。视频时长为5～10分钟。

（3）以小组为单位在课堂上展示本小组的视频，教师进行点评。

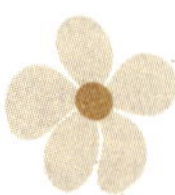

任务二　认知功能障碍非药物治疗

任务导入

案例一：白爷爷患有中度失智症，已经出现语言障碍。刚入住养老机构时，白爷爷对所有接近他的人都很警惕，甚至充满敌意，也不喜欢主动和他人交流。照护人员从白爷爷的家人那里得知，白爷爷很喜欢唱歌，于是在进入白爷爷的房间时，用手机播放了一首白爷爷以前经常哼唱的歌曲。听到熟悉的歌曲，白爷爷立即跟着唱了起来。歌曲播放完毕，白爷爷竟主动开口说话。虽然语句断断续续，发音不太清楚，但照护人员听得出来他说的是这首歌的名字。

案例二：江爷爷3年前被诊断为患有失智症，出现严重的记忆障碍。刚入住养老机构时，他总是一个人待在房间里，很少参加活动，从不主动与他人交流。江爷爷的家人告诉照护人员，江爷爷喜欢看军旅题材的老电影。于是，照护人员组织江爷爷和其他老年人在活动室里观看军旅题材的电影。观看电影期间，江爷爷不仅主动和其他老年人讨论电影的情节，还讲述了自己年轻时观看这部电影的经历和感受。

思考：

（1）常用的认知功能障碍非药物治疗方法有哪些？

（2）如何对失智老年人进行音乐治疗？

（3）如何对失智老年人进行怀旧治疗？

一、音乐治疗

音乐治疗是指在专业人员的指导下，开展有组织、有计划的音乐活动，以改善失智老年人认知功能的方法。对失智老年人进行音乐治疗，还能帮助其缓解压力，改善不良情绪，提升肢体协调能力。

（一）音乐治疗的方式

音乐治疗主要包括被动式音乐治疗和主动式音乐治疗。

1. 被动式音乐治疗

被动式音乐治疗是指让失智老年人聆听音乐，以达到治疗目的的方式。这种方式具有操作简单、适用范围广、安全高效的优点。

2. 主动式音乐治疗

主动式音乐治疗是指让失智老年人主动参与演唱、弹奏乐器（见图 4-7)、作词、作曲等音乐活动，以达到治疗目的的方式。主动式音乐治疗适合身体状况较好，且具有一定音乐素养的失智老年人。如果应用得当，主动式音乐治疗的效果优于被动式音乐治疗。

主动式音乐治疗的常用活动形式

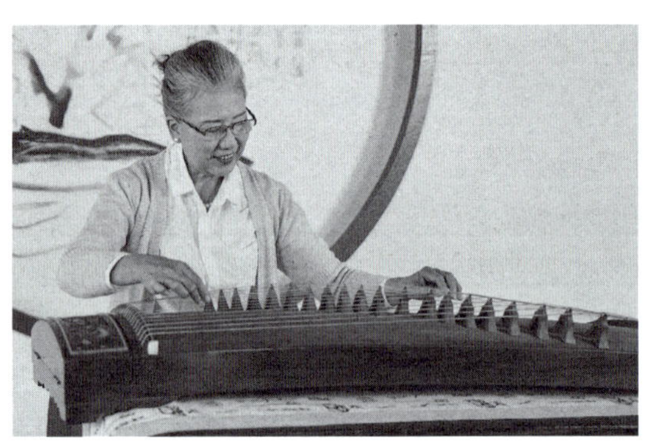

图 4-7　弹奏乐器

（二）音乐治疗的流程

（1）沟通与评估。照护人员用简明的语言向失智老年人说明此次活动的目的、内容、方式、效果等，并征得失智老年人的同意。同时，还要评估失智老年人的身心状态，判断其是否适合开展音乐治疗活动。

（2）让失智老年人聆听音乐。照护人员播放准备好的音乐，引导失智老年人静下心来仔细聆听音乐。

（3）引导失智老年人演唱、弹奏乐器。照护人员根据失智老年人的文化程度、心理特征、兴趣爱好等选择音乐曲目，并鼓励失智老年人跟着音乐演唱、弹奏乐器。

（4）与失智老年人讨论歌曲。照护人员针对歌词内容及旋律表达的情感与失智老年人进行讨论。

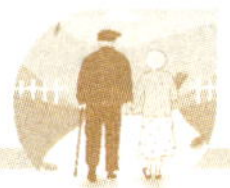

（5）引导有能力的失智老年人改编词曲或自行创作词曲。对于具有一定音乐素养的失智老年人，照护人员可引导他们改编词曲或自行创作词曲，叮嘱他们在改编或创作时可以融入自身的情感、经历等。

（6）总结与整理。照护人员总结失智老年人在此次活动中的表现，并与失智老年人约定下一次活动的时间，然后整理物品。

（三）音乐治疗的注意事项

（1）定期评估失智老年人的身心状况和能力，从而选择合适的音乐治疗方式。

（2）宜在上午 9—11 点或下午 3—5 点开展音乐治疗活动，活动频率一般不超过每天 2 次，每次活动的时间以 40 分钟左右为宜。

（3）根据失智老年人的具体情况，选择不同的音乐曲目。例如，对于情绪激动的失智老年人，照护人员可选择节奏舒缓的音乐曲目；对于情绪低落的失智老年人，照护人员可选择节奏欢快的音乐曲目。

（4）开展音乐治疗活动前后，不要让失智老年人吃刺激性食物，也不要让其过量进食。

（5）在活动过程中，注意观察失智老年人的身体状况，避免其过度劳累。

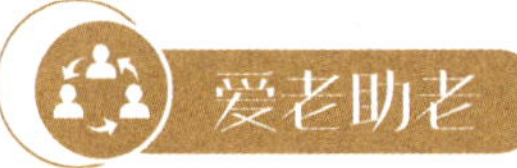

“音”为有你，“乐”享健康

9 月 21 日是国际失智症日。为了迎接这一天的到来，某养老机构里的失智老年人在照护人员的陪伴下，手拿话筒、沙球、拨浪鼓、铃铛等，欢快地演唱着为他们谱写的歌曲《记忆的呼唤》。“小小的愿望，快乐又健康，幸福的时光，有你在身旁，鸟儿也歌唱……”歌声回荡在活动室内。这是该养老机构开展的音乐治疗活动。

在平时的照护工作中，照护人员发现许多失智老年人在出现记忆障碍与语言障碍后，仍然记得歌词，乐于演唱。于是，该养老机构认知障碍团队联合志愿者徐某共同创作了《记忆的呼唤》这首歌。徐某说：“这首歌有两个特点，一是节奏非常明快，二是歌词便于记忆。希望更多的失智老年人参与音乐治疗活动，放松身心，改善认知功能。”

虽然这首歌很容易唱，但教会失智老年人唱这首歌却不是一件简单的事情。一个月以来，照护人员组织失智老年人开展了多次时长为 20 分钟的音乐活动，用一个风筝让他们在欢乐的游戏中学会了吸气的方法，又通过五颜六色的小卡片帮助他们一句一句地记住歌词，让他们不仅能听懂而且能自己演唱这首属于他们的歌曲。

有的失智老年人说：“我特别喜欢参与音乐治疗活动。这不仅能锻炼手部协调能力，提高肺活量，还能提高记忆力，促进身心健康。”还有的失智老年人说：“参与音乐治疗活动让我很高兴，感觉自己又回到了童年。”

（资料来源：《迎接阿尔茨海默病日　唱响〈记忆的呼唤〉》，解放网，2023 年 9 月 18 日）

二、园艺治疗

园艺治疗是指让失智老年人进行园艺活动，以刺激其五感，改善其认知功能的方法。对失智老年人进行园艺治疗，还能帮助其摆脱负面情绪。园艺治疗具有适用范围广、经济高效的优点。

（一）园艺治疗活动

常见的园艺治疗活动有以下几种：

（1）参观活动。照护人员组织失智老年人参观疗养庭院、植物园、花园等，鼓励失智老年人抚摸植物，闻植物的味道，观察植物的颜色、形状。

（2）种植活动。照护人员选取易种植、易存活、易开花结果、无刺激性气味的植物，组织失智老年人进行播种、植物移栽和修剪等活动。这不仅可以节省失智老年人的体力，还可以让失智老年人感受成功的喜悦。需要注意的是，进行室内种植活动时，照护人员应将室内的光线、温湿度和土壤条件等调整至适合植物生长的状态。

（3）园艺手工活动。照护人员组织失智老年人进行插花、压花（见图 4-8）、制作人造花、植物拼贴等活动。在开展园艺手工活动时，照护人员只关注失智老年人的参与过程即可，不必过分关注其作品质量。

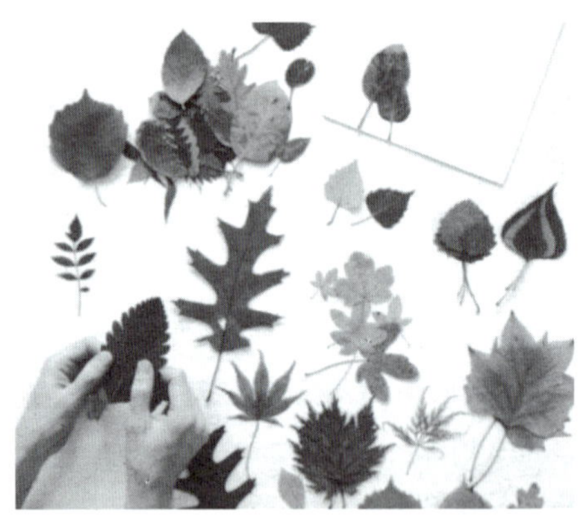

图 4-8　压花

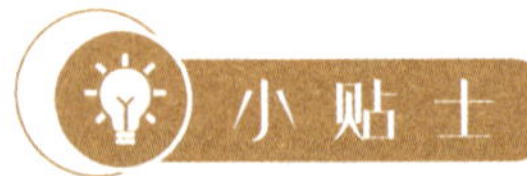

压花是指采用物理和化学方法将植物材料制作成平面花材，然后通过巧妙构思将其制成精美艺术品的活动。

（二）园艺治疗的注意事项

照护人员对失智老年人进行园艺治疗时，应注意以下事项：

（1）先评估失智老年人的身心状态，判断其是否适合进行园艺治疗，了解其是否对某

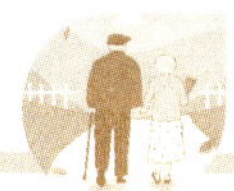

些植物过敏。

（2）确保活动安全。具体来说，照护人员应做到以下几点：① 尽量在经过了防滑处理、设有扶手的场地开展活动；② 清除地面障碍物，及时清理地面水渍；③ 避免失智老年人接触有毒的植物、有尖刺的植物；④ 避免失智老年人使用大型修枝剪、电锯等工具。

三、怀旧治疗

怀旧治疗是指引导失智老年人回顾过去的事件、情感和想法，向他人讲述自己的经历，从而改善其认知功能的方法。怀旧治疗还能帮助失智老年人消除负面情绪，加深自我了解，增强幸福感，提高对现有环境的适应能力。怀旧治疗具有可操作性强、经济实用的优点。

（一）怀旧治疗的类型

按照怀旧治疗的组织形式，可将怀旧治疗分为个体怀旧和团体怀旧。顾名思义，个体怀旧是一对一地进行怀旧治疗；团体怀旧是以小组的形式，通过小组成员间的交流互动进行怀旧治疗。

按照怀旧治疗的深入情况，可将怀旧治疗分为简单怀旧和生命回顾。简单怀旧是通过引导和倾听，帮助失智老年人回顾和分享生活中的特定事件；生命回顾是引导失智老年人回顾整个人生历程，引导其全面、正确地看待生活中的正面事件和负面事件。

（二）怀旧治疗的流程

怀旧治疗通常分为以下三个阶段：

（1）引导阶段。在这个阶段，照护人员需要引导失智老年人回忆过去的事件，但要注意避免强迫其回忆过去的创伤事件。

（2）融入阶段。在这个阶段，照护人员要注意观察失智老年人在回忆过程中是否产生了负面情绪、能否应对负面情绪。

（3）倾听阶段。在这个阶段，照护人员应耐心倾听失智老年人讲述的内容。如果失智老年人产生了负面情绪，照护人员应根据听到的内容引导失智老年人有效地将负面情绪转变成正面情绪，帮助其提高应对负面情绪的能力。

（三）怀旧治疗活动

常见的怀旧治疗活动有以下几种：

（1）观看照片或视频。照护人员与失智老年人一起观看失智老年人亲人、朋友的照片或视频，唤起他们对亲人、朋友和过去经历的记忆，引导他们回忆过去的特殊事件。照护人员还可以开展团体怀旧活动，让每位失智老年人分享一张老照片和与该照片相关的故事。

（2）听老歌、观看老电影。照护人员与失智老年人一起听老歌、观看老电影，讨论他们喜欢的歌曲，鼓励他们演唱歌曲、讨论电影中的人物和情节。

（3）讲述故事。照护人员提供一个安静的环境，鼓励失智老年人讲述过去的故事，耐

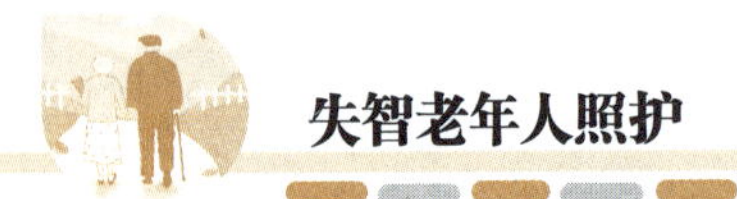

心倾听他们的故事并与他们互动。

（4）展示旧物品。照护人员可以给失智老年人准备一间“怀旧屋”，在“怀旧屋”中或活动室的一角向他们展示一些旧物品（见图4-9），并以这些旧物品为话题引导他们回忆过去。

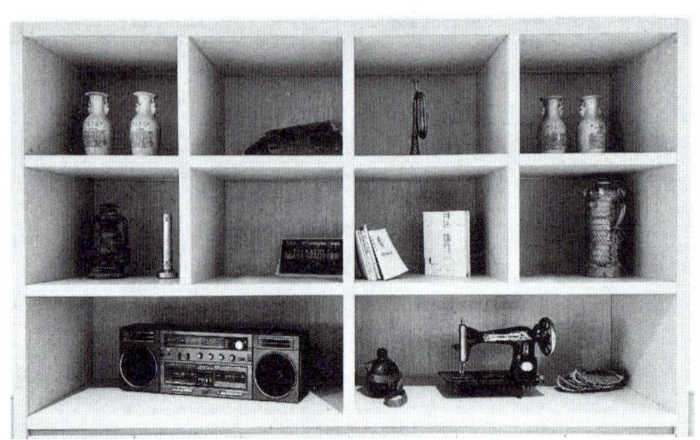

图4-9　展示旧物品

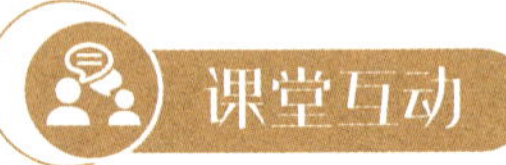

开展怀旧治疗活动能够改善失智老年人的哪些认知功能？除此之外，怀旧治疗还有哪些作用？

（四）怀旧治疗的注意事项

（1）事先了解失智老年人的人生经历，避免让失智老年人回忆一些创伤事件。

（2）怀旧治疗活动的时长以不让失智老年人感到疲劳为宜。

任务实施

撰写认知功能障碍非药物治疗活动方案

【任务描述】

以本任务所讲知识点为基础，结合从网上搜集的资料，撰写认知功能障碍非药物治疗活动方案。

【实施要求】

（1）2～3人一组，从中选出一名小组长，由小组长负责本次任务实施的具体分工。

（2）小组成员通过讨论选定一种认知功能障碍非药物治疗活动，并撰写相应的活动方案。方案内容应包含活动的名称、时间、地点、内容、参与人员、流程等。

（3）小组长在课堂上展示本小组的活动方案，教师进行点评。

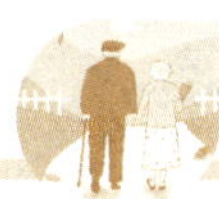

学习成果自测

1. 填空题

（1）照护人员应尽量将记忆力训练的时间控制在________分钟左右，也可根据失智老年人的兴趣、情绪等适当延长，但不宜超过________分钟。

（2）定向力训练包括________________、________________和人物定向力训练。

（3）________________即识别数字并理解其含义的训练。

（4）根据失用症的类别，可将失用训练分为________________、________________、观念运动性失用训练和肢体运动性失用训练等。

（5）________________是指让失智老年人主动参与演唱、弹奏乐器、作词、作曲等音乐活动，以达到治疗目的的方式。

（6）按照怀旧治疗的组织形式，可将怀旧治疗分为____________和____________。

2. 选择题

（1）下列选项中，不属于记忆力训练方法的是（　　）。

A．识记卡片　　B．按一定规则摆放物品

C．地图作业训练　　D．写日记

（2）下列选项中，（　　）可以有效改善失智老年人的理解能力。

A．看图猜字　　B．时钟训练

C．猜测游戏　　D．拼图游戏

（3）进行（　　）时，照护人员将两两相同或成对的多个物品摆放在失智老年人面前，拿出一个物品，让失智老年人找出与其相同或成对的另一个物品，同时告诉失智老年人该物品的名称、作用、用法等。

A．视觉失认训练　　B．触觉失认训练

C．观念性失用训练　　D．结构性失用训练

（4）下列选项中，属于园艺治疗活动的是（　　）。

A．观看老电影　　B．参观植物园

C．弹奏乐器　　D．唱歌

（5）下列选项中，不属于怀旧治疗的是（　　）。

A．石爷爷出现严重的记忆障碍，照护人员让他参观“怀旧屋”

B．照护人员组织失智老年人在活动室一起听老歌、观看老电影

C．照护人员让每位失智老年人分享一张老照片和与该照片相关的故事

D．程奶奶情绪一直很低落，她的女儿将她送回老家休养

3. 简答题

（1）记忆力训练方法有哪些？
（2）常用的听觉失认训练方法有哪些？
（3）简述对失智老年人进行音乐治疗的流程。

学习成果评价

请进行学习成果评价，并将评价结果填入表 4-1 中。

表 4-1　学习成果评价表

<table>
<tr><td>班级</td><td></td><td>组号</td><td></td><td>日期</td><td></td></tr>
<tr><td>姓名</td><td></td><td>学号</td><td></td><td>指导教师</td><td></td></tr>
<tr><td>项目名称</td><td colspan="5">失智老年人认知功能促进</td></tr>
<tr><td>评价项目</td><td colspan="2">评价内容</td><td>分值</td><td>自我评分</td><td>教师评分</td></tr>
<tr><td rowspan="2">知识
（40%）</td><td colspan="2">记忆力训练、定向力训练、注意力训练、判断力训练、理解能力训练、思维能力训练、计算能力训练、失认训练、失用训练的相关内容</td><td>25</td><td></td><td></td></tr>
<tr><td colspan="2">音乐治疗、园艺治疗、怀旧治疗的相关内容</td><td>15</td><td></td><td></td></tr>
<tr><td rowspan="2">技能
（40%）</td><td colspan="2">能够开展失智老年人认知功能训练活动</td><td>20</td><td></td><td></td></tr>
<tr><td colspan="2">能够对失智老年人进行认知功能障碍非药物治疗</td><td>20</td><td></td><td></td></tr>
<tr><td rowspan="4">素养
（20%）</td><td colspan="2">具备良好的学习态度</td><td>5</td><td></td><td></td></tr>
<tr><td colspan="2">具备团队精神</td><td>5</td><td></td><td></td></tr>
<tr><td colspan="2">培养敏锐的洞察力和精准的判断力</td><td>5</td><td></td><td></td></tr>
<tr><td colspan="2">树立服务第一的理念</td><td>5</td><td></td><td></td></tr>
<tr><td colspan="3">合计</td><td>100</td><td></td><td></td></tr>
<tr><td colspan="3">总分（自我评分×40%+教师评分×60%）</td><td colspan="3"></td></tr>
<tr><td>自我评价</td><td colspan="5"></td></tr>
<tr><td>教师评价</td><td colspan="5"></td></tr>
</table>

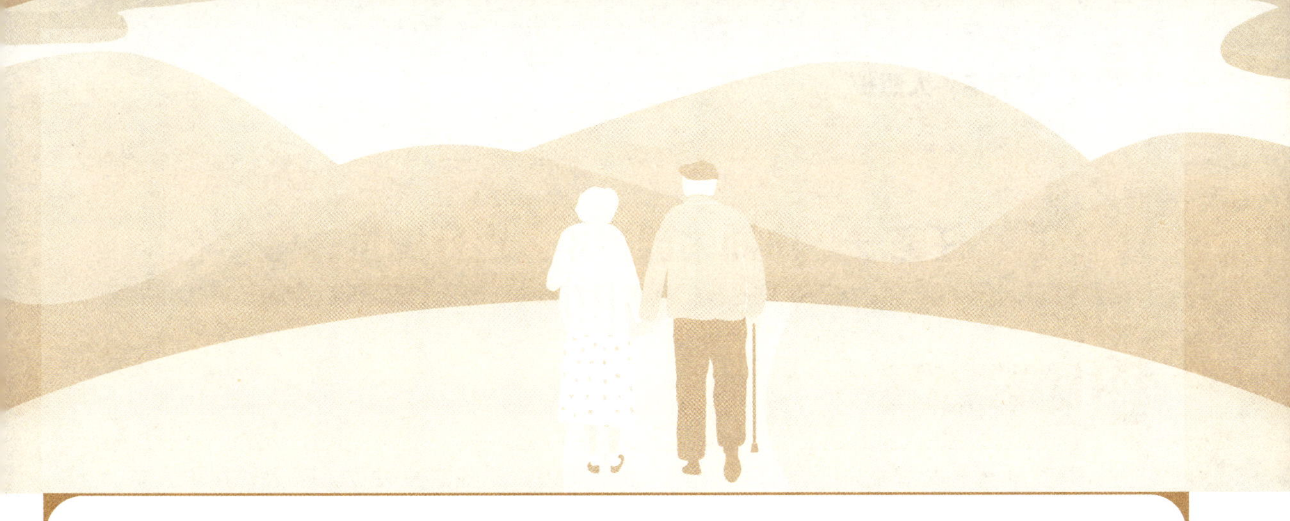

项目五
失智老年人活动功能维护

项目引言

随着病程的进展，失智老年人的活动功能会逐渐衰退。这不仅会影响其身心健康，也会加大照护人员的工作难度。为了维持失智老年人的活动功能，提高失智老年人的生活自理能力和生活质量，照护人员可协助失智老年人进行体位转移、进行关节活动与按摩、开展室内和室外活动。

知识目标

- 掌握协助失智老年人进行床上体位转换、床椅转移，使用轮椅和平车转运失智老年人的相关内容。
- 熟悉指导失智老年人使用电动轮椅、手杖和助行架的相关内容。
- 掌握协助失智老年人进行关节活动的操作流程。
- 掌握为失智老年人按摩的操作流程。
- 熟悉指导和协助失智老年人做家务、协助失智老年人运动的相关内容。
- 熟悉陪同失智老年人就诊和购物的相关内容。

素质目标

- 在失智老年人照护工作中，培养爱岗敬业、甘于奉献、吃苦耐劳的职业品质。
- 感受科技的力量，树立科技助老的理念，用科技守护失智老年人的幸福晚年。

任务一　协助失智老年人进行体位转移

任务导入

杜爷爷患有失智症，下肢肌力下降，活动受限，不能自主站立。某天，照护人员为杜爷爷安排了园艺手工活动。为了使杜爷爷到达活动地点，照护人员需要协助杜爷爷进行床椅转移和轮椅转运。经照护人员评估，杜爷爷不能自主进行床椅转移，但能配合完成床椅转移。于是，照护人员向杜爷爷说明接下来要协助他进行床椅转移，并取得了杜爷爷的同意。

照护人员协助杜爷爷从床转移至轮椅后，将杜爷爷推至活动地点。活动结束后，照护人员将杜爷爷推至卧室，并协助其从轮椅转移至床上。

思考：

（1）如何协助失智老年人进行床椅转移？

（2）如何使用轮椅转运失智老年人？

一、协助失智老年人进行床上体位转换

照护人员需要经常协助卧床失智老年人进行床上体位转换，以促进其血液循环，预防压疮、肌肉萎缩等。

（一）协助失智老年人进行床上体位转换的操作流程

照护人员做好准备工作后，应按照以下流程协助失智老年人进行床上体位转换。

1. 沟通与评估

（1）沟通。照护人员向失智老年人说明进行床上体位转换的目的，以取得其配合。

（2）评估。照护人员评估失智老年人的活动能力、皮肤状态、配合程度等。

2. 转换体位

照护人员按照表 5-1 协助失智老年人转换体位。

表 5-1　转换体位的方式和具体操作步骤

转换体位的方式	具体操作步骤
由仰卧位转换为侧卧位	（1）站在床旁，放下床沿的护栏，叮嘱（或协助）失智老年人双手交叉放于胸腹部，双腿屈膝，双脚支撑在床面上 （2）叮嘱（或协助）失智老年人将身体移向靠近照护人员的床边 （3）双手分别扶住失智老年人身体一侧的肩膀和髋部，轻推失智老年人，使其呈侧卧位

续表

转换体位的方式	具体操作步骤
由仰卧位转换为侧卧位	（4）在失智老年人背部放楔形枕（见图 5-1）或软枕，小腿中部放软枕，使其躺卧舒适，整理床单位，拉起床沿的护栏 图 5-1 楔形枕
由侧卧位转换为仰卧位	（1）放下床沿的护栏，撤去楔形枕或软枕 （2）双手分别扶住失智老年人的肩膀和髋部，轻推失智老年人，使其呈仰卧位 （3）叮嘱（或协助）失智老年人移动身体至床中间，使其躺卧舒适，整理床单位，拉起床沿的护栏
由仰卧位转换为坐位	（1）放下床沿的护栏，协助失智老年人由仰卧位转换为侧卧位 （2）叮嘱（或协助）失智老年人以受压侧手臂为支点，支撑起上半身，双手分别扶住失智老年人两肩，协助其缓慢坐起。或者一只手绕过失智老年人颈部扶住其肩膀，另一只手将失智老年人的手搭在照护人员肩膀上后扶住失智老年人腰部，双手同时发力，协助其缓慢坐起 （3）待失智老年人坐稳后，叮嘱其双腿屈膝，在其背部、膝下及足底垫软枕，以保持身体平衡，整理床单位，拉起床沿的护栏

（二）协助失智老年人进行床上体位转换的注意事项

照护人员协助失智老年人进行床上体位转换时，应注意以下事项：

（1）不要拖、拉、拽失智老年人，以免其局部皮肤受到摩擦，造成压疮。

（2）随时询问失智老年人的感受，密切观察失智老年人的面色、表情，一旦出现异常，应立即停止操作，必要时及时联系医生。

（3）为留置导管（如鼻胃管、导尿管等）的失智老年人进行床上体位转换时，要先妥善固定导管，转换体位后应检查导管是否脱落、移位、扭曲、受压等，保证导管位置正确、通畅。

（4）对于长期卧床的失智老年人，应协助其每两个小时转换一次体位。

二、协助失智老年人进行床椅转移

下肢活动受限的失智老年人下床活动时，常常需要照护人员协助其进行床椅转移。

（一）协助失智老年人进行床椅转移的操作流程

照护人员做好准备工作和沟通与评估工作后，应按照以下流程协助失智老年人进行床椅转移。

1．检查并放置轮椅

（1）检查轮椅。照护人员检查并确认轮椅（见图 5-2）的安全带、坐垫、靠背、脚踏板、扶手、把手、挡板完好，轮胎气压充足，刹车制动性能良好。

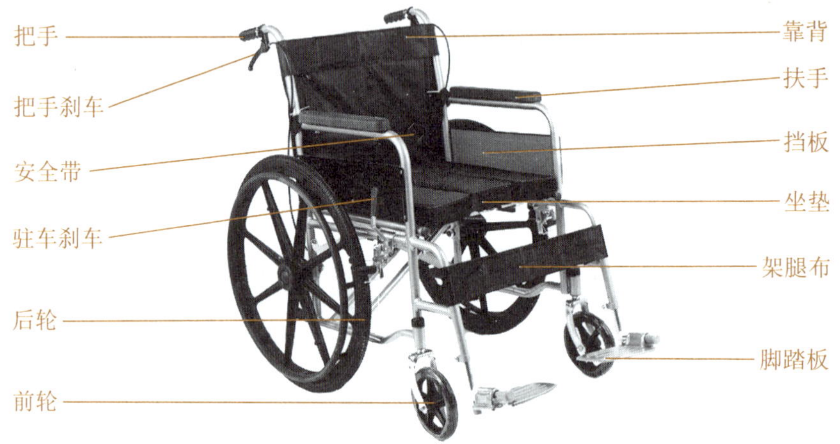

图 5-2　轮椅

（2）放置轮椅。照护人员将轮椅推至床旁，使轮椅与床成 30°～45°夹角，拉紧驻车刹车，收起脚踏板。对于有架腿布的轮椅，还应撤下架腿布。

2．转移

照护人员按照以下步骤协助失智老年人由床转移至轮椅：

（1）放下床沿的护栏，协助失智老年人坐在床边、穿好鞋子，面对失智老年人站立，用膝部抵住失智老年人的膝部。

（2）叮嘱失智老年人双手环抱照护人员的颈部，用双手环抱失智老年人腰部或抓紧失智老年人的裤腰带两侧。

（3）缓慢转动身体，带动失智老年人坐在轮椅上。

（4）叮嘱失智老年人扶好轮椅扶手，站在轮椅后方，双手从失智老年人腋下穿过，环抱住失智老年人胸腹部，向后移动失智老年人的身体，使其能舒适地靠在靠背上。

（5）为失智老年人系好安全带，放下脚踏板，将失智老年人双脚放在脚踏板上。

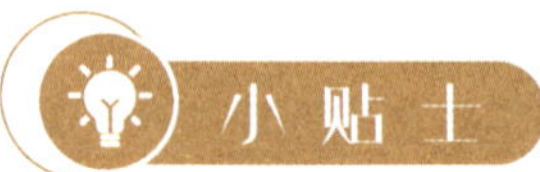

协助失智老年人由轮椅转移至床时，照护人员逆向进行以上操作即可。

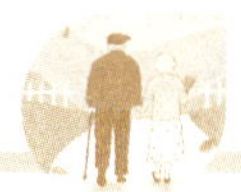

（二）协助失智老年人进行床椅转移的注意事项

照护人员协助失智老年人进行床椅转移时，应注意以下事项：

（1）不宜使用蛮力，以免失智老年人受伤。

（2）协助失智老年人转移至轮椅后，应协助其调整姿势，使其感觉舒适，并避免发生痉挛。

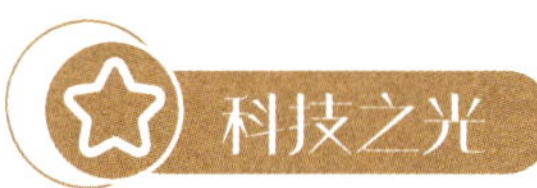

辅抱式移位机助力卧床老年人“远行”

帮助卧床老年人进行体位转移是照护人员的一项日常工作，卧床老年人在坐上轮椅“远行”之前，都需要经历床椅转移。这对照护人员的体力要求比较高，且存在照护人员抱不稳老年人致其摔倒的风险。

辅抱式移位机（见图 5-3）能实现老年人从床上移动到轮椅以及在房间里的短距离移位。辅抱式移位机优化了传统的抱起动作，采用半环绕背负曲线和二段配合抬升设计，模仿真人抱起老年人，并能轻松实现老年人在轮椅、马桶、床等之间的转移，增强老年人移位时的舒适性和安全性，提高移位效率。辅抱式移位机还能将移位数据、推杆力度、电池电量等信息储存在云端。用户可通过应用程序调整各项参数，并实时对老年人进行安全监测。

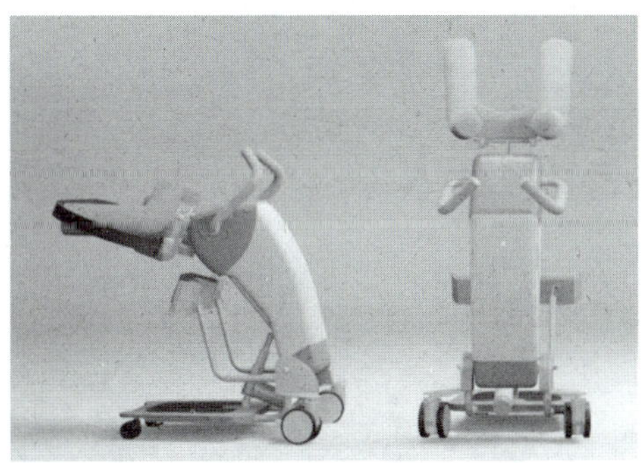

图 5-3　辅抱式移位机

（资料来源：苏晚水，《这台机器，想抱起四千万失能老人》，新浪网，2023 年 9 月 15 日）

三、使用轮椅转运失智老年人

照护人员协助失智老年人坐上轮椅后，可推动轮椅将失智老年人转运至其他地方。

（一）使用轮椅转运失智老年人的技巧

使用轮椅转运失智老年人的技巧如下：

（1）上坡时，应向前推行，即照护人员和失智老年人面向上坡方向，照护人员站在轮椅后方，双手握住轮椅把手，往上坡方向缓慢推行。下坡时，应向后退行，即照护人员和失智老年人面向上坡方向，照护人员站在轮椅后方，双手握住轮椅把手往下坡方向缓慢退行。

（2）上台阶时，照护人员应先以后轮为支点翘起前轮，使前轮移动到台阶上后，再以前轮为支点缓慢抬起后轮，将后轮移上台阶。下台阶时，应向后退行，即照护人员先缓慢抬起后轮，将后轮平稳移到台阶下，再将前轮缓慢移到台阶下。

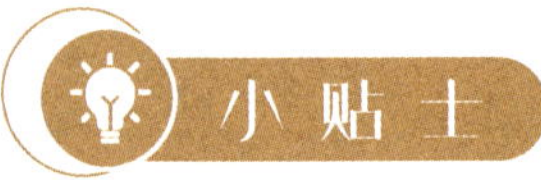

上下坡、上下台阶或转弯前，照护人员要告知失智老年人，并叮嘱失智老年人坐稳，扶好扶手。

（3）进出电梯时，照护人员和失智老年人应背向电梯门，照护人员缓慢拉动轮椅倒退进出电梯。进入电梯后应及时刹车。

（4）经过门或狭窄通道时，应减速慢行，以免发生碰撞。

（二）使用轮椅转运失智老年人的注意事项

照护人员使用轮椅转运失智老年人时，应注意以下事项：

（1）天气寒冷时应注意采取腿部保暖措施，如盖毛毯等。

（2）随时询问失智老年人的感受，如果失智老年人感到不适，应就近休息，及时联系医生。

四、使用平车转运失智老年人

照护人员协助卧床失智老年人就医时，常需要使用平车（见图 5-4）将失智老年人运送至指定地点。

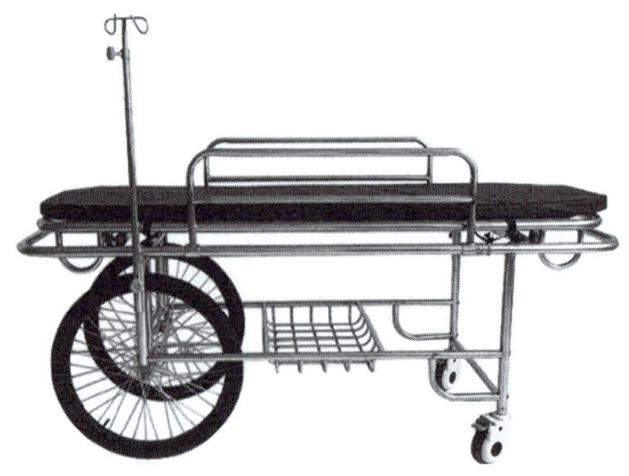

图 5-4　平车

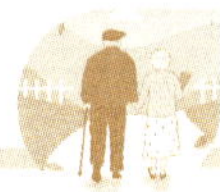

（一）使用平车转运失智老年人的操作流程

照护人员做好准备工作后，应按照以下流程使用平车转运失智老年人。

1．沟通与评估

（1）沟通。照护人员向失智老年人说明进行平车转运的目的，以取得其配合。

（2）评估。照护人员评估失智老年人的身体状况，然后根据失智老年人的身体状况选择合适的搬运方式。

2．检查并放置平车

（1）检查平车。照护人员检查并确认轮胎气压充足、刹车制动性能良好、护栏完好。

（2）放置平车。照护人员将平车推至失智老年人床尾，放下平车护栏，拉紧刹车。

双人搬运的常用方法

3．搬运失智老年人

平车搬运方式有单人搬运、双人搬运和三人搬运等。单人搬运适合体重较轻的失智老年人，双人搬运和三人搬运适合体重较重、不能活动的失智老年人。照护人员可按照表 5-2 搬运失智老年人。

表 5-2　平车搬运方式和具体操作步骤

平车搬运方式	具体操作步骤
单人搬运	（1）站在床旁，放下床沿的护栏，叮嘱（或协助）失智老年人双手交叉放于胸腹部、双腿屈膝、双脚支撑在床面上 （2）叮嘱（或协助）失智老年人将身体移向靠近照护人员的床边 （3）双手分别托抱住失智老年人的肩背部和双腿，叮嘱失智老年人双手交叉环抱照护人员的颈部 （4）抱起失智老年人移步至平车附近，将失智老年人轻放于平车上
双人搬运	（1）两人站在床的同侧，放下床沿的护栏，叮嘱（或协助）失智老年人双手交叉放于胸腹部 （2）一人用双手分别托抱住失智老年人的肩颈部和腰部，另一人用双手分别托抱住失智老年人的臀部和膝下部 （3）两人合力抬起失智老年人，并使失智老年人身体向照护人员怀中倾斜；两人同时移步至平车附近，将失智老年人轻放于平车上
三人搬运	（1）三人站在床的同侧，放下床沿的护栏，叮嘱（或协助）失智老年人双手交叉放于胸腹部 （2）一人用双手分别托抱住失智老年人的头部和肩胛部，一人用双手分别托抱住失智老年人的背部和臀部，一人用双手分别托抱住失智老年人的腿部和脚踝 （3）三人合力抬起失智老年人，并使失智老年人身体向照护人员怀中倾斜；三人同时移步至平车附近，将失智老年人轻放于平车上

4．推行平车

照护人员拉下刹车，推行平车至指定地点。

（二）使用平车转运失智老年人的注意事项

照护人员使用平车转运失智老年人时，应注意以下事项：

（1）将失智老年人头部置于平车大车轮一端，以减轻颠簸引起的不适感。

（2）在推行平车的过程中，随时询问失智老年人的感受，查看失智老年人的面色、表情等，如发现异常，及时停下检查。

（3）拐弯时应减速慢行，需要通过门或穿过门帘时，可请求他人帮助，确保安全。

五、指导失智老年人使用电动轮椅

对于行动不便但具备良好的空间定向力且能操控电动轮椅的失智老年人，照护人员可指导其使用电动轮椅，以便其自由出行。

（一）指导失智老年人使用电动轮椅的操作流程

照护人员做好准备工作后，应按照以下流程指导失智老年人使用电动轮椅。

1．沟通与评估

（1）沟通。照护人员询问失智老年人是否有使用电动轮椅的意愿。

（2）评估。照护人员评估失智老年人的活动能力、理解能力和空间定向力等。

2．检查电动轮椅

检查电动轮椅是否完好，叮嘱失智老年人在使用电动轮椅前应检查电动轮椅各个按钮和操纵杆功能是否正常。

3．讲解并演示电动轮椅的使用方法

照护人员按以下步骤为失智老年人讲解并演示电动轮椅的使用方法，指导失智老年人正确使用电动轮椅。

（1）坐上轮椅。关闭电源开关，收起脚踏板，扶稳轮椅扶手，缓慢坐下并调整坐姿，使自己坐稳且感觉舒适，放下脚踏板，将双脚放在脚踏板上，系好安全带。

（2）使用电动轮椅移位。打开电源开关，将手放在操纵杆上（见图 5-5），分别向前、后、左、右推动操纵杆，即可实现前进、后退、左转、右转。将操纵杆复位即可刹车，按下喇叭按钮即可鸣笛。

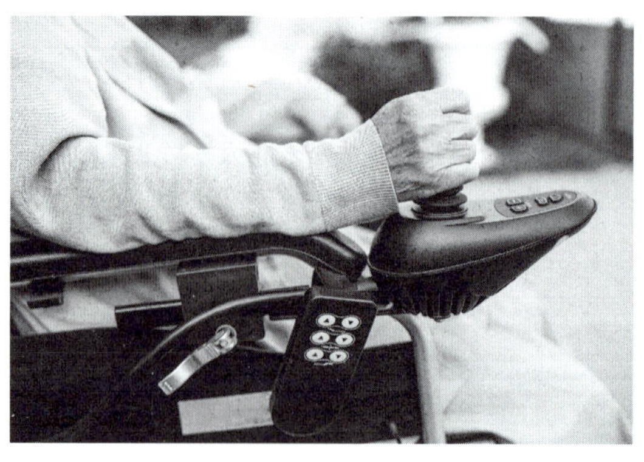

图 5-5　手放在操纵杆上

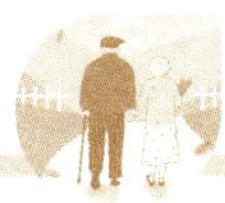

（3）离开轮椅。关闭电源开关，双脚踩地，双手扶稳轮椅扶手，缓慢起身离开电动轮椅。

（二）使用电动轮椅的注意事项

照护人员指导失智老年人使用电动轮椅时，应叮嘱他们注意以下事项：

（1）坐上、离开电动轮椅时必须先关闭电源开关，以免不小心碰到操纵杆致使电动轮椅移动从而使自己摔倒。

（2）转弯时注意观察周围情况，确认场地宽敞、安全后，缓慢推动操纵杆转向，不可急转。

六、指导失智老年人使用其他助行器

对于行动不便或有下肢功能障碍的失智老年人，照护人员可指导其使用手杖或助行架，帮助其维持或逐渐恢复行走功能。

（一）指导失智老年人使用手杖行走

手杖（见图 5-6）是用单侧手扶持的杖类助行器，有单脚手杖、四脚手杖、座椅手杖等类型，适用于手臂有一定支撑能力、手部有一定抓握能力、下肢功能障碍程度较轻的失智老年人。

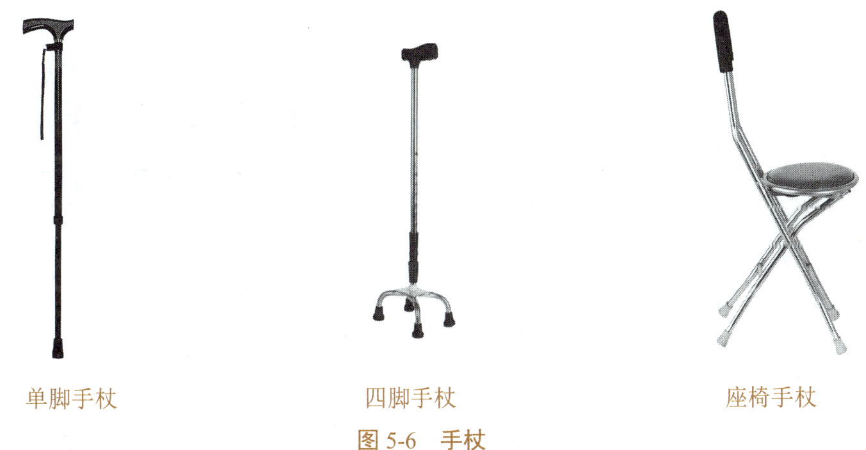

单脚手杖　　四脚手杖　　座椅手杖

图 5-6　手杖

照护人员做好准备工作和沟通与评估工作后，应按照以下步骤指导失智老年人使用手杖行走：

（1）检查手杖并调节高度。照护人员指导失智老年人检查手杖是否安全，确保手杖把手无松动现象、底部橡胶垫完好，并调节手杖至合适高度。手杖高度以失智老年人持手杖站立时前臂与上臂约成 150°为宜。

（2）演示使用手杖行走的方法。使用手杖行走时，通常采用两点法（向前移动手杖的同时迈出一只脚，再迈出另一只脚）和三点法（向前移动手杖，迈出一只脚，再迈出另一只脚）。如果失智老年人一侧下肢存在功能障碍，照护人员应叮嘱失智老年人使用手杖在平地上行走或下台阶时，先迈患侧脚，再迈健侧脚；上台阶时，先迈健侧脚，再迈患侧脚。

（3）指导失智老年人握住手杖。照护人员为失智老年人系好保护腰带，指导失智老年人用手（健侧手）握住手杖把手，将手杖放置在脚（健侧脚）外侧 15 厘米左右处，尽力挺直腰部，目视前方。

（4）看护并指导失智老年人行走。照护人员站在失智老年人未持手杖的一侧，拉住失智老年人的保护腰带，看护并指导失智老年人使用手杖行走，观察失智老年人行走的稳定性，叮嘱失智老年人感觉疲劳时停下休息。

课堂互动

赵爷爷患有中度失智症，伴有右侧肢体瘫痪，能站立行走，但步态不稳，于是照护人员便指导赵爷爷使用手杖行走。

2 人一组，1 人扮演赵爷爷，1 人扮演照护人员，模拟照护人员指导赵爷爷使用手杖行走的操作流程。

（二）指导失智老年人使用助行架行走

助行架（见图 5-7）包括普通助行架、轮式助行架等，适用于双侧手臂有一定支撑能力、手部有一定抓握能力、下肢功能障碍较严重的失智老年人。

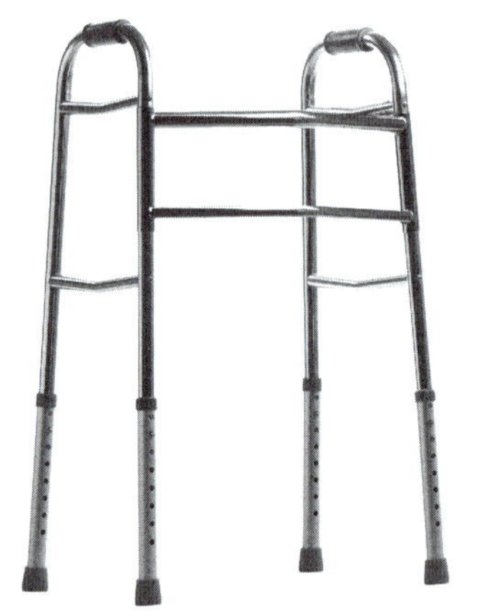

普通助行架

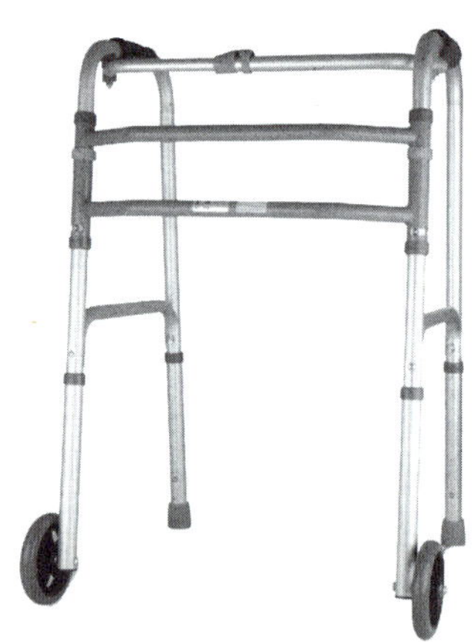

轮式助行架

图 5-7　助行架

照护人员做好准备工作和沟通与评估工作后，应按照以下步骤指导失智老年人使用助行架行走：

（1）检查助行架并调节高度。照护人员指导失智老年人检查助行架，确保框架牢固、底部橡胶垫完好、螺丝无损坏或松动现象，并调节助行架至合适高度。助行架高度以失智老年人持助行架站立时前臂与上臂约成 150°为宜。

（2）演示使用助行架行走的方法。使用助行架行走时，通常采用三步法，即将助行架

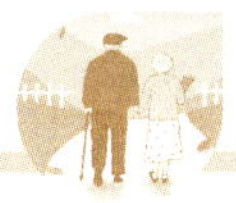

向前挪动一步（20 厘米左右）后，身体重心前移，先迈患侧脚，再迈健侧脚。

（3）看护并指导失智老年人行走。照护人员将助行架放置在失智老年人身前，指导失智老年人双手握紧助行架扶手，站在失智老年人身后看护并指导失智老年人使用助行架行走，观察失智老年人行走的稳定性，叮嘱失智老年人感觉疲劳时停下休息。

任务实施

协助许奶奶进行体位转移

【任务描述】

许奶奶，73 岁，患有轻度失智症。不久前，许奶奶突发脑溢血，导致右侧肢体瘫痪。重阳节当天，许奶奶所在的养老机构举办了重阳节敬老活动，许奶奶想去参加活动，需要照护人员协助其进行床上体位转换、床椅转移、轮椅转运等。请以小组为单位，模拟照护人员协助许奶奶进行体位转移。

【实施要求】

（1）学生自由分组，2 人一组。

（2）小组成员 1 人扮演许奶奶，1 人扮演照护人员，模拟照护人员协助许奶奶进行床上体位转换（由仰卧位转换为坐位）、床椅转移，使用轮椅转运许奶奶的情景。

（3）教师对各小组的模拟情况进行点评。

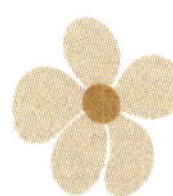

任务二　协助失智老年人进行关节活动与按摩

任务导入

孔爷爷患有重度失智症，长期卧床。近几个月来，孔爷爷活动能力严重下降，不能自主活动。为防止孔爷爷关节挛缩、肌肉萎缩，照护人员小胡需协助他进行被动关节活动，并为他按摩。

小胡对孔爷爷说："爷爷，我协助您做一下被动关节活动好吗？"得到孔爷爷的同意后，小胡协助孔爷爷进行了肩关节、肘关节、腕关节、指关节、髋关节、膝关节、踝关节、趾关节的被动关节活动。被动关节活动结束后，孔爷爷表示很舒服，小胡便对孔爷爷说："爷爷，晚上我为您按摩一下肩颈部、四肢、背部、骶尾部和足底，这有助于血液循环，您会感到更舒服。"

思考：

（1）如何协助失智老年人进行被动关节活动？

（2）如何为失智老年人按摩？

一、协助失智老年人进行关节活动

关节活动是为了维持或恢复关节活动度（关节运动时所通过的运动弧或转动角度）而进行的康复训练，包括被动关节活动和主动关节活动。

（一）协助失智老年人进行被动关节活动

对于长期卧床、不能自主活动或肌力 3 级以下的失智老年人，照护人员可协助其进行被动关节活动。经常协助失智老年人进行被动关节活动，不仅能预防失智老年人关节变形、挛缩，维持关节活动度，还能预防肌肉萎缩等。

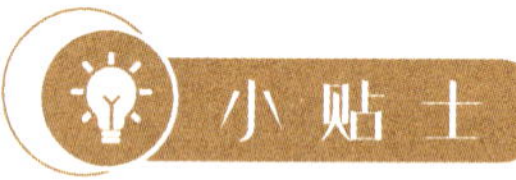

肌力是肌肉收缩时产生的最大力量，分为 6 个等级（0~5 级）。

照护人员做好准备工作和评估沟通工作后，应按照以下步骤协助失智老年人进行被动关节活动。

1. 肩关节被动活动

（1）肩关节前屈。照护人员协助失智老年人取仰卧位，一只手握住失智老年人手肘稍上方，另一只手握住失智老年人手腕，缓慢将其手臂向上高举过头部，如图 5-8 所示，然后缓慢放下至起始位置。

（2）肩关节后伸。照护人员协助失智老年人取侧卧位（背对照护人员），一只手握住失智老年人手肘稍上方，另一只手扶住失智老年人肩膀，缓慢使其手臂向后、向上伸展，然后缓慢放下至起始位置。

（3）肩关节外展和内收。照护人员协助失智老年人取仰卧位，一只手握住失智老年人手肘，另一只手握住失智老年人手腕，缓慢将其手臂沿水平面外展，使之与身体约成 90°，如图 5-9 所示，然后缓慢内收至起始位置。

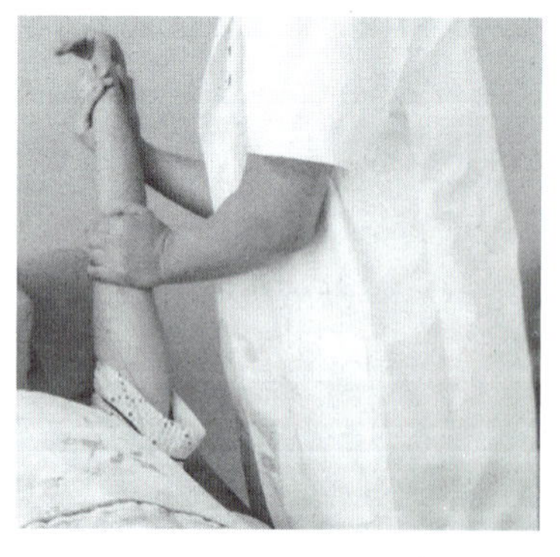

图 5-8　肩关节前屈

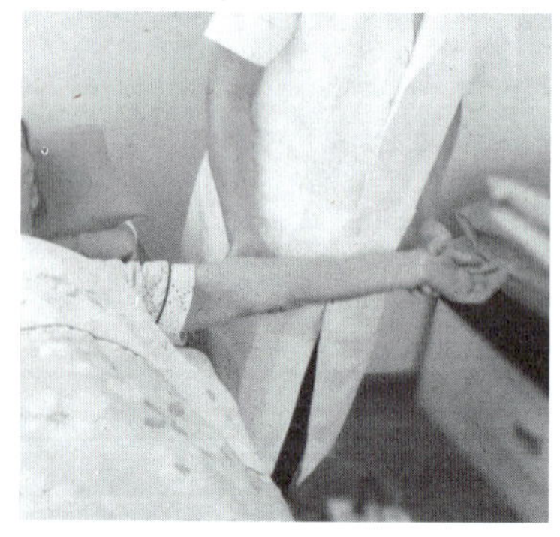

图 5-9　肩关节外展

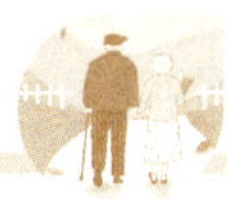

（4）肩关节内旋和外旋。照护人员将失智老年人的肩关节外展，使之与身体约成 90°，并将肘关节屈曲约 90°。一只手握住失智老年人手肘，另一只手握住失智老年人手腕，以肘关节为轴，慢慢内旋（向脚的方向转动）或外旋（向头的方向转动），从而带动肩关节内旋或外旋。

2. 肘关节被动活动

照护人员一只手握住或托起失智老年人手肘稍上方，另一只手握住失智老年人手腕，抬起其前臂做屈肘（见图 5-10）和伸肘运动。

3. 腕关节被动活动

照护人员一只手握住失智老年人手腕稍上方，另一只手握住失智老年人手掌，向手背或手心方向摆动其手，使其腕关节屈曲（见图 5-11）或伸展；向拇指侧或小指侧摆动其手，使其腕关节桡偏或尺偏。

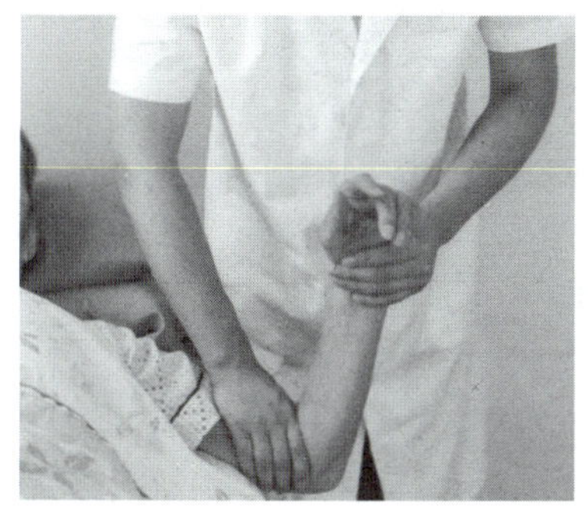

图 5-10 屈肘

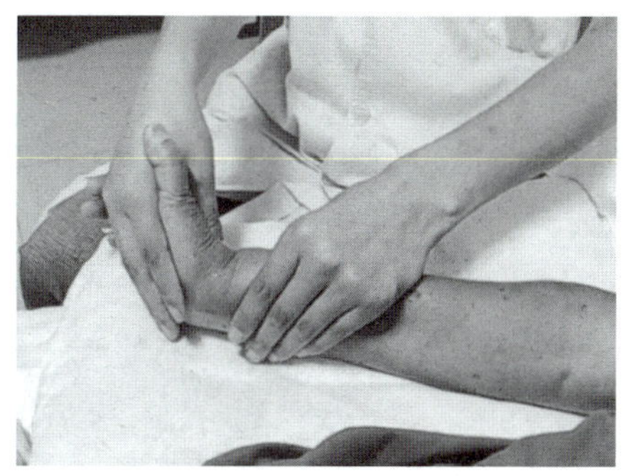

图 5-11 腕关节屈曲

4. 指关节被动活动

照护人员一只手握住失智老年人手掌，另一只手握住失智老年人五指并内收，然后伸展，使其掌指关节和指间关节屈曲、伸展。

5. 髋关节被动活动

（1）屈髋。照护人员一只手托住失智老年人腘部（膝部的后面），另一只手托住失智老年人脚后跟，双手同时向上、向头部方向抬起其小腿直至大腿靠近腹部，如图 5-12 所示，然后放下至起始位置。

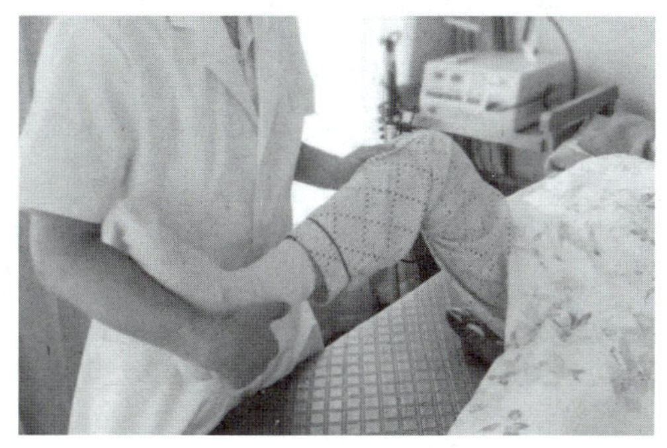

图 5-12 屈髋

（2）髋关节外展和内收。照护人员一只手托住失智老年人腘部，另一只手托住失智老年人脚踝，向远离或靠近另一侧腿的方向移动腿部，使其髋关节外展或内收。

（3）髋关节内旋或外旋。照护人员一只手托住失智老年人腘部，另一只手托住失智老年人脚踝，抬起小腿向内或向外（水平方向）旋转，使其髋关节内旋或外旋。

6. 膝关节被动活动

照护人员一只手托住失智老年人腘部，另一只手托住失智老年人脚后跟，在髋关节屈曲的状态下向下或向上旋转其小腿，使其膝关节屈曲或伸展。

7. 踝关节被动活动

（1）踝关节背屈。照护人员一只手握住失智老年人脚踝，另一只手托住失智老年人脚后跟，并用前臂抵住其前脚掌，将其脚掌向头部方向压，同时将其脚后跟向远端牵引，如图 5-13 所示。

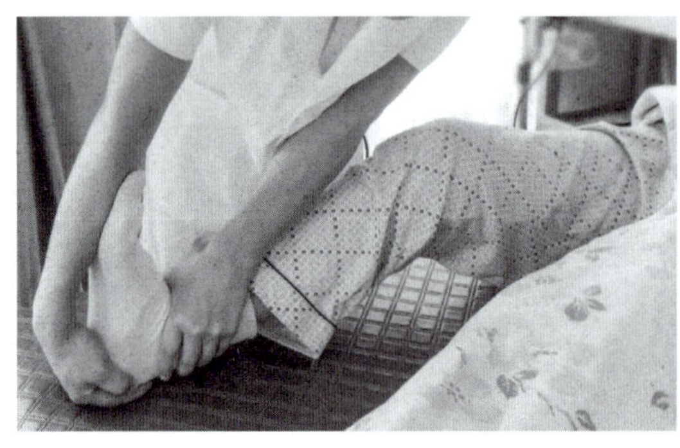

图 5-13　踝关节背屈

（2）踝关节跖屈。照护人员一只手握住失智老年人脚踝，另一只手向下按压其脚背。

（3）踝关节内翻和外翻。照护人员一只手握住失智老年人脚踝稍上方，并向下轻轻按压，以固定其下肢，另一只手握住其足弓处向内或向外摆动脚，使其踝关节内翻或外翻。

8. 趾关节被动活动

照护人员一只手握住失智老年人脚踝，一只手按住失智老年人脚趾轻轻向下压，使其趾关节屈曲，如图 5-14 所示。

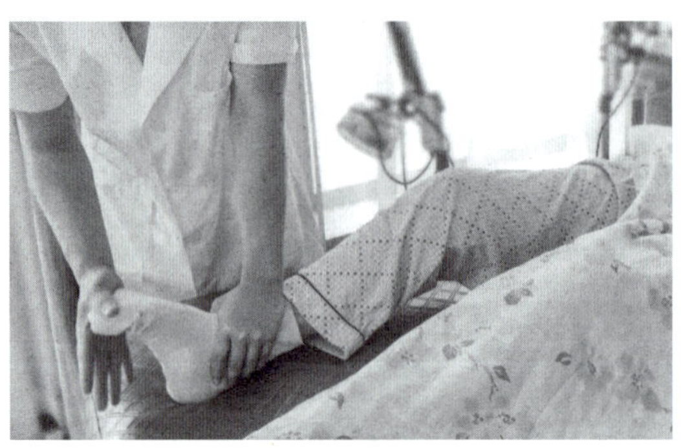

图 5-14　趾关节屈曲

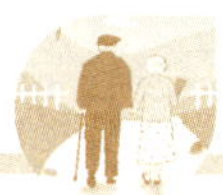

知识拓展

协助失智老年人进行被动关节活动的注意事项

照护人员协助失智老年人进行被动关节活动时，应注意以下事项：

（1）缓慢操作，力度适中，以失智老年人不痛为度。当失智老年人感觉疼痛或出现痉挛时，立即停止操作，以免对失智老年人造成二次伤害。

（2）如果失智老年人一侧肌力受损，应先进行健侧关节活动，后进行患侧关节活动。每种关节活动进行3～5次。

（二）协助失智老年人进行主动关节活动

对于肌力3级以上、能主动运动的失智老年人，照护人员可协助其进行主动关节活动，即失智老年人主动用力收缩肌肉完成关节活动，以维持关节活动度。照护人员做好准备工作和沟通与评估工作后，应按照以下步骤指导失智老年人进行主动关节活动。

1. 肩关节主动活动

照护人员指导失智老年人取坐位，然后按照以下步骤进行肩关节主动活动：

（1）肩关节前屈和后伸。照护人员指导失智老年人向前、向上举起双臂，使肩关节前屈，然后向后、向上举起双臂，使肩关节后伸。

（2）肩关节外展和内收。照护人员指导失智老年人向身侧抬高手臂，使肩关节外展，然后尽力向胸腹部方向水平移动手臂，使肩关节内收。

（3）肩关节内旋和外旋。照护人员指导失智老年人肩关节外展，使之与身体约成90°，并使上臂与前臂约成90°，前臂平行于地面，然后尽力向下或向上旋转前臂，使肩关节内旋或外旋。

2. 肘关节主动活动

照护人员指导失智老年人取坐位，上臂贴紧躯干，向上抬起前臂，使肘关节屈曲，然后左右旋转前臂，使肘关节旋转。

3. 腕关节主动活动

照护人员指导失智老年人取坐位，然后肘关节屈曲约90°，向上或向下摆动手，使腕关节屈曲或伸展，向拇指侧或向小指侧摆动手，使腕关节桡偏或尺偏。

4. 指关节主动活动

照护人员指导失智老年人取坐位，然后做抓握物体的动作，使掌指关节和指间关节屈曲。

指关节主动活动——手指操

5. 髋关节主动活动

照护人员按照以下步骤指导失智老年人进行髋关节主动活动：

（1）髋关节屈曲和后伸。照护人员指导失智老年人取仰卧位，然后用力向上抬起大腿，使髋关节屈曲；指导失智老年人取俯卧位，然后用力向后抬起大腿，使髋关节后伸。

（2）髋关节外展和内收。照护人员指导失智老年人取仰卧位，一侧腿向远离或靠近另一侧腿的方向移动，使髋关节外展或内收。

（3）髋关节外旋和内旋。照护人员指导失智老年人取仰卧位，髋关节屈曲约 90°，向外或向内移动小腿，使髋关节外旋或内旋。

6. 膝关节主动活动

照护人员指导失智老年人取仰卧位，在髋关节屈曲的状态下向下或向上旋转小腿，使膝关节屈曲或伸展。

7. 踝关节主动活动

照护人员指导失智老年人取坐位，膝关节屈曲约 90°，然后按照以下步骤指导其进行踝关节主动活动：

（1）踝关节背屈和跖屈。照护人员指导失智老年人脚掌用力向小腿方向靠近，使踝关节背屈，用力向下压脚掌，使踝关节跖屈。

（2）踝关节内翻和外翻。照护人员指导失智老年人向内或外移动脚掌，使踝关节内翻或外翻。

8. 趾关节主动活动

照护人员指导失智老年人脚趾尽量向下抓地，使趾关节屈曲。

二、为失智老年人按摩

为防止和延缓失智老年人因长期卧床出现肌肉萎缩、关节挛缩、压疮等健康问题，照护人员可为其按摩。

（一）为失智老年人按摩的操作流程

照护人员做好准备工作和沟通与评估工作后，应按照以下流程为失智老年人按摩。

1. 按摩肩颈部

照护人员协助失智老年人取俯卧位，先用一只手来回揉捏失智老年人颈部两侧，然后双手反复揉捏失智老年人肩部肌肉，最后用双手小鱼际轻轻拍打失智老年人肩部肌肉。

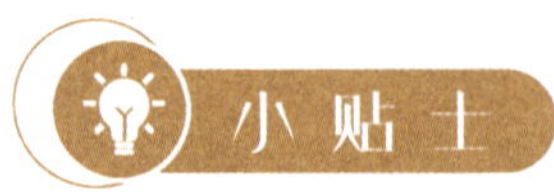

鱼际是指拇指或小指后方掌面肌肉所形成的隆起。大鱼际是指拇指后的掌内隆起，小鱼际是指小指后的掌尺侧隆起。

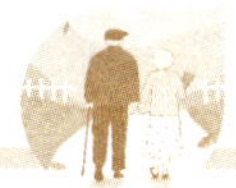

2. 按摩四肢

（1）按摩上肢。照护人员协助失智老年人取半卧位或仰卧位，按照手指、手腕、前臂、上臂的顺序，用掌根或大小鱼际揉捏失智老年人上肢。

（2）按摩下肢。照护人员协助失智老年人取俯卧位，双手从小腿开始由下到上揉捏至大腿。随后，协助失智老年人翻身，取仰卧位，双手从小腿开始由下到上揉捏至大腿。最后，轻轻拍打失智老年人大腿、小腿，用双手小鱼际拍打膝部两侧。

3. 按摩背部

照护人员协助失智老年人取俯卧位或侧卧位，脱去失智老年人上衣，露出其背部，站在失智老年人一侧，一只手扶住失智老年人的肩膀，另一只手用掌根环形按揉脊柱两侧的肌肉，先由上到下，再由下到上；或者双手放在失智老年人脊柱的两侧（见图 5-15），由下到上缓慢从腰部向上推行至肩胛骨上方，再由上到下缓慢推回至原处。

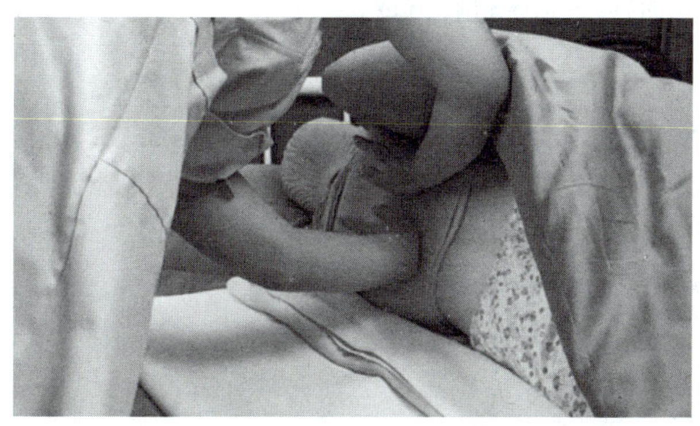

图 5-15 双手放在失智老年人脊柱的两侧

4. 按摩骶尾部

照护人员协助失智老年人取俯卧位或侧卧位，掀起失智老年人上衣，露出其骶尾部，用拇指指腹由内向外环形按揉骶尾部。

5. 按摩足底

照护人员协助失智老年人取仰卧位或半卧位，用拇指指腹按揉失智老年人各个脚趾和足弓，再用大鱼际来回摩擦足弓。

（二）为失智老年人按摩的注意事项

照护人员为失智老年人按摩时，应注意以下事项：

（1）按摩前应修剪并磨平指甲，以免损伤失智老年人的皮肤。

（2）按摩力度由轻到重再到轻，循环交替。

（3）可使用按摩精油等产品，以减小摩擦力，促进血液循环。

（4）不可以为发热、出血、骨折或者患有皮肤病、肿瘤的失智老年人按摩。

任务实施

协助许奶奶进行被动关节活动并为其按摩

【任务描述】

为预防许奶奶关节变形挛缩、肌肉萎缩，照护人员经常为许奶奶进行被动关节活动，并为其按摩。请以小组为单位，模拟照护人员协助许奶奶进行被动关节活动并为其按摩。

【实施要求】

（1）学生自由分组，2 人一组。

（2）小组成员 1 人扮演许奶奶，1 人扮演照护人员，模拟照护人员协助许奶奶进行被动关节活动、为许奶奶按摩的情景。

（3）教师对各小组的模拟情况进行点评。

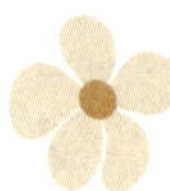

任务三　指导和协助失智老年人开展室内、室外活动

任务导入

吴奶奶，63 岁，患有轻度失智症，活动能力良好，可正常交流，视力、听力良好。近半年来，吴奶奶出现了明显的记忆障碍。为延缓病程，吴奶奶的女儿聘请了专业照护人员来照护吴奶奶。

照护人员评估后发现，吴奶奶具备做家务的能力，但由于有明显的记忆障碍，会出现忘记如何做家务的情况。对此，照护人员开始指导吴奶奶做一些力所能及的家务，如清洗小件衣物、更换床单等，还指导吴奶奶使用电饭煲煮饭，并在吴奶奶家里粘贴了很多写有家务操作流程的卡片。有时候吴奶奶忘记了如何做家务，就会去看卡片，按照卡片上的流程做家务。

照护人员还为吴奶奶制订了运动计划，经常陪同吴奶奶进行户外运动。吴奶奶说：“每天运动让我觉得非常舒服，人也更精神了。”

思考：

（1）如何指导失智老年人清洗小件衣物、更换床单、使用电饭煲煮饭？

（2）如何协助失智老年人运动？

一、指导和协助失智老年人做家务

失智老年人适当做家务，不仅有助于维持肢体活动功能，还有助于延缓大脑功能衰退。

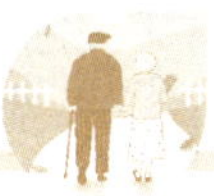

（一）指导失智老年人清洗小件衣物

照护人员做好准备工作和沟通与评估工作后，应按照以下步骤指导失智老年人清洗小件衣物：

（1）指导失智老年人进入卫生间并观察卫生间地面是否干燥、有无障碍物，观察衣物、洗衣用品、水龙头等的位置。

（2）指导失智老年人用洗衣盆接水，然后将要洗的衣物浸湿，在衣物上涂抹洗衣用品，双手揉搓出泡沫，多次换清水漂洗衣服后拧干。照护人员应叮嘱失智老年人不要把袜子和内衣放在一起洗涤，以免造成霉菌感染。

（3）和失智老年人一起整理所用物品，并对失智老年人的表现予以表扬。

（二）协助失智老年人更换床上用品

照护人员做好准备工作和沟通与评估工作后，应按照以下步骤指导失智老年人更换床上用品。

1．更换床单

照护人员指导失智老年人清理床上的物品，将用过的床单撤下并卷起放在一旁，然后与失智老年人分别站在床的左右两侧，一起将干净的床单平铺在床上，并将床单下垂的部分反折于床垫下。

2．更换被罩

（1）站在失智老年人旁边，与失智老年人一起将被子铺平，拉开被罩的拉链或解开被罩的带子。

（2）向失智老年人演示撤去被罩的操作：一只手抓住被罩的一角，另一只手伸入被罩抓住相应被芯的一角，将被芯拉出来，如图 5-16 所示。指导失智老年人用同样的方法将被芯的其余三个角拉出来，并将用过的被罩卷起放在一旁。

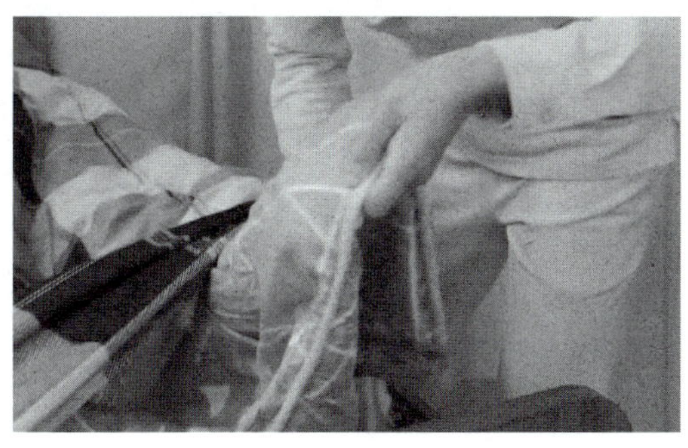

图 5-16 撤去被罩

（3）与失智老年人一起将被芯平铺在床上，把干净被罩的内里翻出，平铺在被芯上。向失智老年人演示套被罩的操作：将手从被罩开口端伸入，抓住被罩和被芯的一角将被罩翻折过来，用同样的方法套上另一角的被罩。然后一个人握住被罩闭合端，另一个人向下拉平被罩，拉上被罩的拉链或系上被罩的带子。

3．更换枕套

照护人员指导失智老年人拉开枕套的拉链或解开枕套的带子，从枕套开口处取出枕芯，将用过的枕套对折放在一旁；再指导失智老年人将干净枕套的内里翻出，双手从枕套开口处伸入，撑开枕套，抓住枕套和枕芯两角，翻转枕套并向下拉，套好枕套。

（三）协助失智老年人打扫居室

1．协助失智老年人打扫居室的操作流程

照护人员做好准备工作和沟通与评估工作后，应按照以下步骤协助失智老年人打扫居室：

（1）擦拭桌子、柜子和窗台。照护人员指导失智老年人取抹布，将其洗净并拧至不滴水，然后用抹布擦拭桌子、柜子和窗台，最后再次将抹布清洗干净，放回原位备用。照护人员应叮嘱失智老年人在擦拭桌子、柜子和窗台前将表面的物品摆放至其他地方，擦拭完后再将这些物品放回原位。

（2）扫地拖地。照护人员指导失智老年人取扫帚和簸箕，清扫地面的垃圾并将其倒入垃圾桶中，最后将扫帚和簸箕放回原位备用；指导失智老年人取拖把并将其浸湿，再用拖把沿着一个方向拖地，叮嘱失智老年人小心地滑，拖完地后将拖把清洗干净并放回原位备用。

（3）和失智老年人一起整理所用物品，并对失智老年人的表现予以表扬。

2．协助失智老年人打扫居室的注意事项

照护人员协助失智老年人打扫居室时，应注意以下事项：

（1）失智老年人可能有空间定向障碍和颜色失认，因此不要轻易改变抹布、拖把的存放位置和颜色。

（2）每次打扫的房间不宜过多，尽可能简化打扫任务，以免失智老年人因完成不了任务而受挫，失去打扫居室的兴趣与信心。

（四）指导失智老年人使用家用电器

1．使用洗衣机清洗衣物

照护人员做好准备工作和沟通与评估工作后，应按照以下步骤指导失智老年人使用洗衣机清洗衣物：

（1）指导失智老年人根据洗衣机容量确定待洗衣物的数量，检查待洗衣物内是否有其他物品，如纸巾、钥匙等，然后将待洗衣物放入洗衣机中。

（2）指导失智老年人根据待洗衣物的数量放入适量洗衣用品。

（3）指导失智老年人接通洗衣机电源，按下开机键，根据待洗衣物的数量和种类选择合适的洗涤程序，按下启动键；叮嘱失智老年人在洗衣机工作时不要随意打开洗衣机盖子将手伸进去，听到洗衣完成的提示音后才能打开洗衣机盖子取出衣物。

（4）指导失智老年人打开洗衣机盖子，取出衣物放入干净的筐里（见图 5-17），然后盖上洗衣机盖子，切断电源。

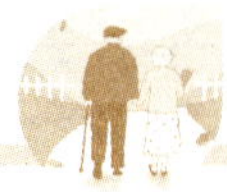

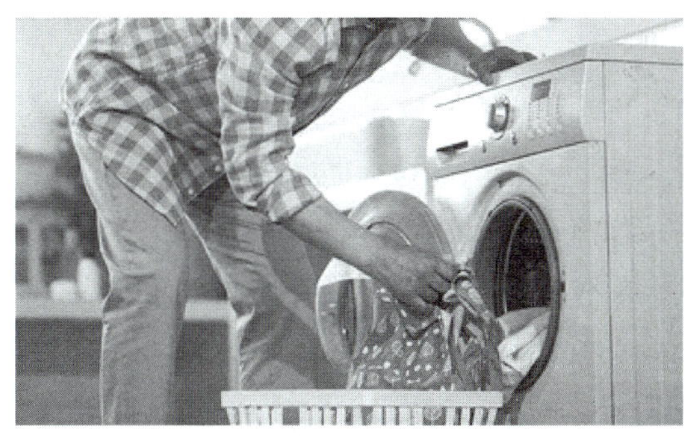

图 5-17　取出衣物放入干净的筐里

2. 使用电饭煲煮饭

照护人员做好准备工作和沟通与评估工作后，应按照以下步骤指导失智老年人使用电饭煲煮饭：

（1）盛米。照护人员指导失智老年人取出电饭煲内胆，使用量杯盛取适量大米，倒入电饭煲内胆中。

（2）淘米。照护人员指导失智老年人在电饭煲内胆中加入清水淘米。在此期间，照护人员应注意观察，如果失智老年人难以将米和水分离，照护人员应协助他们完成。

（3）加水。照护人员指导失智老年人根据大米的量在电饭煲内胆中加入适量的水。

（4）放置内胆。照护人员指导失智老年人将电饭煲内胆外壁上的水分擦干，并将内胆放入电饭煲外壳中，然后左右旋转电饭煲内胆使其摆放平稳，最后盖上电饭煲盖子。

（5）煮饭。照护人员指导失智老年人接通电饭煲电源，按下煮饭按钮，叮嘱失智老年人听到煮饭完成提示音后再切断电饭煲电源，在煮饭期间不要触摸电饭煲排气口，以免烫伤，也不要用其他物品覆盖排气口，以免影响排气。

3. 使用微波炉加热食物

照护人员做好准备工作和沟通与评估工作后，应按照以下步骤指导失智老年人使用微波炉加热食物：

（1）指导失智老年人使用微波炉专用器皿（如耐热玻璃器皿、陶瓷器皿等）盛装食物，叮嘱失智老年人不要将带壳的食物（如鸡蛋、板栗等）和辣椒等放在微波炉中加热。

（2）指导失智老年人接通微波炉电源，选择合适的加热模式。叮嘱失智老年人中途不要打开微波炉门，并仔细听加热完成提示音。

（3）指导失智老年人在听到加热完成提示音后，戴上隔热手套取出器皿，切断微波炉电源。

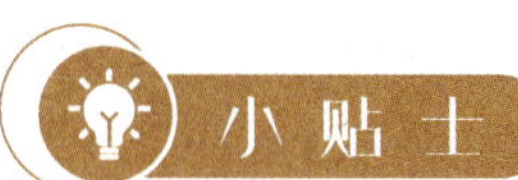

照护人员可将家用电器的使用方法和注意事项写在防水卡片上，并将卡片粘贴在对应的家用电器附近，以便失智老年人使用前查看。

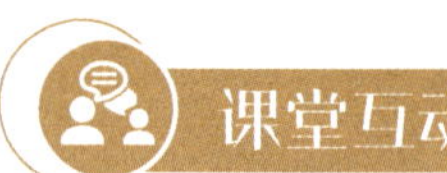

判断以下观点是否正确，并说明理由：

（1）照护人员小文认为不应该让失智老年人使用家用电器，以免操作不当发生意外。

（2）照护人员小静认为应该在评估失智老年人的能力后，指导有能力的失智老年人使用家用电器。

二、协助失智老年人运动

失智老年人进行适当运动，可以延缓活动功能衰退，促进新陈代谢。对于体重不正常（BMI＜18.5 kg/m²或 BMI＞23.9 kg/m²）的失智老年人，运动有助于其将体重控制在合理范围内。失智老年人不应选择速度性项目或力量性项目，而应选择耐力性项目，如步行、慢跑、游泳、骑自行车、打太极拳、打柔力球等。

"闷闷不乐"的李爷爷

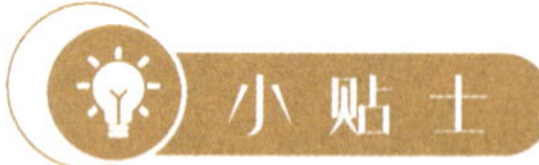

BMI=体重/身高²，是衡量人体肥胖程度的一个指标。

照护人员协助失智老年人运动时，应遵循以下原则：

（1）适量性原则。照护人员应协助失智老年人根据自己的身体状况科学、合理地安排运动时间和运动强度。一般来说，一天运动 1～2 次，一次 30 分钟左右，一天总运动时间不宜超过 2 小时。运动强度不宜过大，照护人员可通过监测失智老年人的心率来控制其运动强度。运动中的心率接近而不超过靶心率（132−年龄×0.6）或运动后休息 3～5 分钟心率能恢复到运动前的水平，表示运动强度适宜。

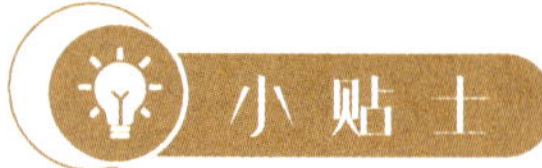

靶心率又称运动中适宜心率，是能获得最佳效果并能确保安全的运动心率，是个体在运动过程中应保持的心率。

（2）循序渐进原则。照护人员应根据失智老年人的能力，先协助其做一些简单的运动，再做一些难度较大的运动。例如，如果失智老年人的平衡能力较差，照护人员可先指导其进行单脚站立、踮脚尖等简单的运动，再进行打太极拳等难度较大的运动。

（3）持之以恒原则。为了让运动达到预期效果，照护人员应监督并协助失智老年人在一段时间内有规律地坚持运动。

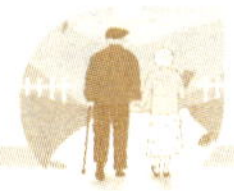

（4）因时性原则。照护人员应根据不同的时间和季节安排失智老年人的运动类型，并做好相应的安全措施。例如，失智老年人冬天运动时，照护人员应做好保暖措施；失智老年人夏天运动时，照护人员应做好防暑措施。

（5）安全性原则。照护人员应保障失智老年人的安全，为失智老年人选择安全的运动场地，陪同失智老年人运动，并注意观察失智老年人的面色、表情，如有异常立即采取相应措施。

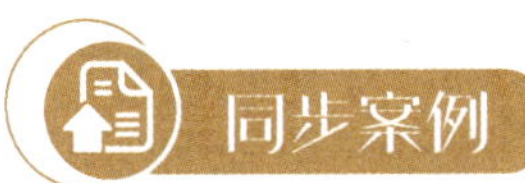

打乒乓球治疗失智症

丁奶奶，68岁，3年前被诊断为患有失智症。患病后，丁奶奶变得脾气暴躁，经常骂人、打人，还出现了严重的记忆障碍，会忘记回家的路，甚至忘记自己的名字。令人意外的是，她仍然记得如何打乒乓球。

原来，丁奶奶年轻时经常在工作之余打乒乓球，虽然后来很长时间没打乒乓球，但至今仍有印象。丁奶奶有时能独自对墙颠球一百多次。和女儿对打时，即使球速很快，丁奶奶也能接到球，而且两人对打的回合也很多。在球场上，丁奶奶看上去和正常人差不多。

后来，丁奶奶的家人经常和她一起打乒乓球。久而久之，丁奶奶的笑容变多了。她不再骂人、打人，对家人的态度也更亲切了。丁奶奶的家人为她的变化感到非常高兴，他们认为让她打乒乓球是一个一举多得的决定。这不仅缓解了她的失智症症状，还增强了她的体能，缓和了他们之间的关系。

三、陪同失智老年人就诊

失智老年人需要去医院就诊时，为保证失智老年人的安全，照护人员应陪同其就诊。

（一）前期准备

照护人员陪同失智老年人就诊前，应了解失智老年人的就诊需求，确认就诊医院、就诊时间、出行路线、是否需要预约、是否需要携带助行器，提前查看天气情况，确认是否需要携带雨伞等，提醒失智老年人准备好身份证、医保卡、病历本、银行卡及水杯、食物等。如果预计就诊时间较长，照护人员还需带上失智老年人日常服用的药物。出门前，照护人员应叮嘱失智老年人再次检查物品是否携带齐全。

（二）前往医院

前往医院途中，照护人员应注意保障失智老年人的安全，叮嘱其过马路遵守交通规则，坐车时主动搀扶其上下车。

（三）就诊

到达医院后，照护人员应按照以下步骤协助失智老年人就诊：

（1）安排失智老年人在合适的、照护人员视野范围内的地方等候就诊，并叮嘱失智老年人待在原地，不要随意走动，然后帮助失智老年人办就诊卡、挂号缴费等。

（2）陪同失智老年人到相关诊室就诊（见图 5-18），并鼓励失智老年人主动向医生说明病情。如果需要做检查，照护人员应及时缴费，预约并确定相关检查项目的检查时间、地点和注意事项，待失智老年人做完检查后及时领取检查报告单，并返回诊室就诊。如果不能当天领取检查报告单，照护人员应确定领取检查报告单的时间，在领取检查报告单那天再次陪同失智老年人到医院就诊。

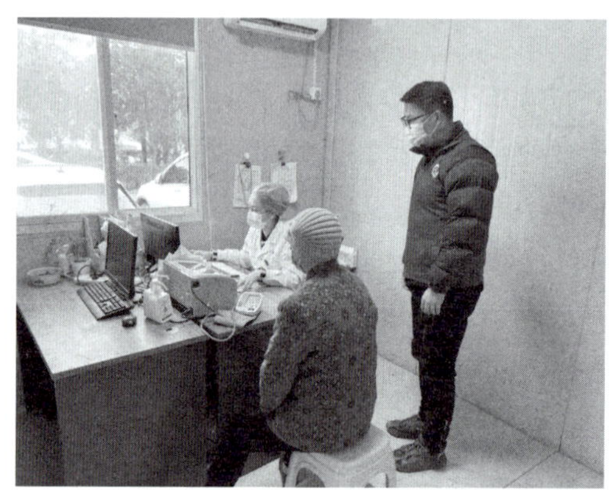

图 5-18　陪同失智老年人到相关诊室就诊

（3）仔细听并记录医嘱，根据需要协助失智老年人缴费取药。

（四）返回住所

照护人员将就诊时携带的物品、检查报告单、药品等清点妥当，然后陪同失智老年人返回住所。到达住所后向失智老年人复述医嘱，并将医嘱写在纸上粘贴在失智老年人可以看到的地方或以语音形式为失智老年人备份。

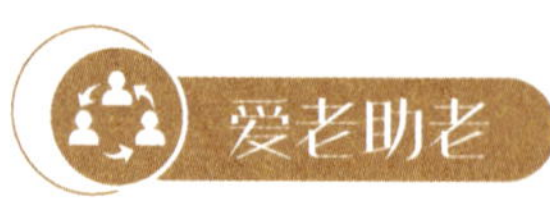

“养老院+互联网医院”医养结合创新模式

殷老师，90 岁，患有中度失智症，住在某养老机构中。殷老师还患有其他老年疾病，需要长期吃药，医生建议其定期采血化验，以确保肝功能未受损伤。但殷老师的家人居住得比较远，每次殷老师去医院采血都需要家人陪同，非常花费家人的时间。而且在医院里，殷老师还存在走失的风险。对于像殷老师这样的失智老年人来说，去医院是一件非常困难的事情。为解决这一难题，该养老机构推出了“养老院+互联网医院”医养

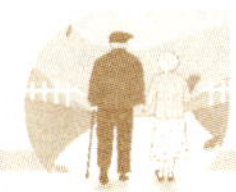

结合创新模式，联合某互联网医院，将三级医院的检验窗口和药房通过互联网医院和养老机构的系统融合前置部署于该养老机构中，让老年人在养老机构中即可接受血液采样、标本送检、报告出具等一站式服务。

“养老院+互联网医院”医养结合创新模式即互联网医院开设“养老机构云诊室”专属线上就诊通道，为养老机构的老年人提供全天候上门评估、在线咨询、预约挂号、复诊续方、医保结算、药品配送、体征监测、绿色通道和健康科普等服务，满足多学科慢病诊疗等需求。老年人在手机上绑定互联网医院后，就可以在养老机构里让医生通过视频问诊。如果需要做检查，可以提前网上预约，按时到院检查，然后在网上查询报告并让医生解读和复诊。

“养老院+互联网医院”医养结合创新模式给老年人带来了极大的便捷，解决了老年人特别是长期卧床老年人就诊难的问题，减轻了养老机构和家人的负担。

（资料来源：黄杨子，《养老院失智失能老人如何顺利就医？医院、民政携手打通医养结合“最后一公里”》，解放网，2023 年 6 月 1 日）

四、陪同失智老年人购物

有的失智老年人由于存在记忆障碍且计算能力下降，无法自行购物，照护人员可以陪同其购物，以维持其外出购物的能力，满足其购物需求。

（一）陪同失智老年人购物的流程

照护人员应按照以下流程陪同失智老年人购物。

1. 前期准备

照护人员陪同失智老年人购物前，可鼓励失智老年人与自己一起制订购物方案，包括列购物清单、根据购买物品确定购物地点、安排出行路线和方式、确定购物时间等，叮嘱失智老年人准备购物袋、零钱等，询问是否需要携带助行器。出门前，照护人员应叮嘱失智老年人再次检查物品是否携带齐全。

2. 陪同选购物品和结账

到达购物地点后，照护人员应鼓励失智老年人按照购物清单自行选购物品。物品选购完成后，照护人员应鼓励失智老年人主动结账，叮嘱失智老年人妥善保管好找回的零钱，必要时可帮助失智老年人。

3. 返回住所

购物完成后，照护人员应对失智老年人的表现予以表扬，引导失智老年人回顾购物流程，与失智老年人一起返回住所。

（二）陪同失智老年人购物的注意事项

照护人员陪同失智老年人购物时，应注意以下事项：

（1）失智老年人由于疾病，容易上当受骗。如果购物过程中遇到推销物品的情况，照护人员应及时提醒失智老年人不要随便听信推销人员的夸张言辞，以免失智老年人上当受骗。

（2）尽量让失智老年人自己保管钱财，结账时尽量让失智老年人自己支付并收好所找的零钱，以免产生误会。

（3）购物过程中，注意观察失智老年人的举动，及时制止失智老年人不合理的举动。

任务实施

协助范爷爷开展室内、室外活动

【任务描述】

范爷爷患有轻度失智症，能做简单家务，但由于记忆障碍，常记不清做家务的步骤。某天，在照护人员的指导下更换床上用品后，范爷爷提出想外出购买日常生活用品。于是，照护人员便和范爷爷一起制订购物方案，随后一同前往附近的超市购物。请以小组为单位，模拟照护人员协助范爷爷开展室内、室外活动。

【实施要求】

（1）学生自由分组，2 人一组。

（2）小组成员 1 人扮演范爷爷，1 人扮演照护人员，模拟照护人员指导范爷爷更换床上用品、与范爷爷一起制订购物方案并去超市购物的情景。

（3）教师对各小组的模拟情况进行点评。

学习成果自测

1．填空题

（1）平车搬运方式有______________、______________和______________。

（2）使用手杖行走时，通常采用______________和______________。

（3）关节活动包括______________、______________、腕关节活动、指关节活动、______________、______________、踝关节活动和趾关节活动。

（4）照护人员为失智老年人按摩上肢时，应协助失智老年人取半卧位或仰卧位，按照________、________、________、________的顺序用掌根或大小鱼际揉捏失智老年人上肢。

（5）失智老年人可一天运动 1～2 次，一次________分钟左右，一天总运动时间不宜超过________小时。

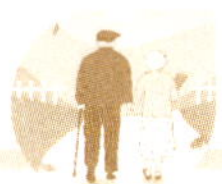

2. 选择题

（1）照护人员协助失智老年人进行床椅转移时，将轮椅推至床旁，使轮椅与床成（　　）夹角。

A. 30°～45°　　B. 45°～60°

C. 30°～60°　　D. 45°～90°

（2）手杖高度以失智老年人持手杖站立时前臂与上臂约成（　　）为宜。

A. 30°　　B. 60°

C. 120°　　D. 150°

（3）照护人员指导失智老年人进行腕关节主动活动时，应指导失智老年人取坐位，然后肘关节屈曲约 90°，向上摆动手，使腕关节（　　）。

A. 屈曲　　B. 伸展

C. 桡偏　　D. 尺偏

（4）以下失智老年人使用家用电器的做法不正确的是（　　）。

A. 用洗衣机清洗衣物前检查待洗衣物内是否有其他物品

B. 在洗衣机工作时打开洗衣机盖子

C. 撤下覆盖在电饭煲排气口上的抹布

D. 听到微波炉加热完成提示音后，戴上隔热手套取出器皿

（5）下列选项中，不适合失智老年人的运动项目是（　　）。

A. 游泳　　B. 骑自行车

C. 慢跑　　D. 跳绳

3. 简答题

（1）使用轮椅转运失智老年人的技巧有哪些？

（2）简述为失智老年人按摩的注意事项。

学习成果评价

请进行学习成果评价，并将评价结果填入表 5-3 中。

任务一　身体健康促进

任务导入

唐爷爷患有重度失智症，长期卧床。一天，唐爷爷慢性支气管炎发作，出现痰液较多且黏稠、不易咳出的情况。于是，照护人员开始每天监测唐爷爷的体温、心率、脉搏、呼吸、血压，还经常协助唐爷爷翻身，叩击其背部，协助其排痰。在此期间，照护人员发现唐爷爷的骶尾部局部皮肤发红，压之不褪色，但未出现破损，于是又为唐爷爷进行了按摩，并在发红区域涂抹了敷料。

思考：

（1）如何测量失智老年人的生命体征？

（2）如何协助失智老年人排痰？

一、生命体征测量

生命体征是指能观测到的维持人体生存的基本特征，包括体温、心率、脉搏、呼吸频率、血压等。失智老年人受疾病的影响，可能对身体不适的反应不灵敏，也不能准确表达身体不适。因此，照护人员需要监测失智老年人的生命体征，以及时了解其有无身体不适，预防疾病发生。

（一）体温测量

体温是指人体内部的温度，受年龄、环境温度、情绪、活动等的影响。人体不同部位的温度也略有差别，如成年人腋温的正常范围是36～37℃，成年人口腔温度的正常范围是36.3～37.2℃。失智老年人由于新陈代谢慢，体温通常在正常范围内的低值。正常情况下，体温会有一定的波动，一般清晨体温略低，下午体温略高，但一天内波动幅度不超过1℃。

1. 体温测量的操作流程

常见的体温测量方式有腋温测量、肛温测量、口温测量、额温测量等。肛温测量和口温测量一般不适用于失智老年人。以下主要介绍腋温测量的相关内容。照护人员做好准备工作和沟通与评估工作后，应按照以下流程使用电子体温计（见图6-1）对失智老年人进行腋温测量：

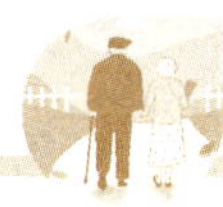

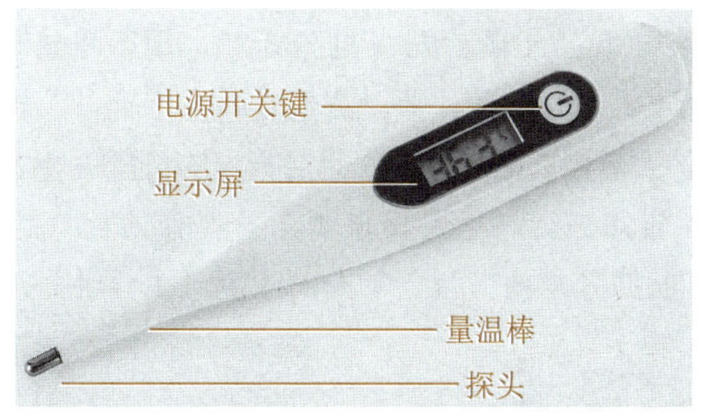

图 6-1　电子体温计

（1）用纱布蘸取酒精擦拭探头和量温棒，以对体温计进行消毒。注意不要用酒精或其他溶液接触探头和量温棒以外的部件。

（2）脱下或解开失智老年人的上衣，露出其腋窝。确认腋窝皮肤无破损后，擦干腋窝汗液，盖好被子。

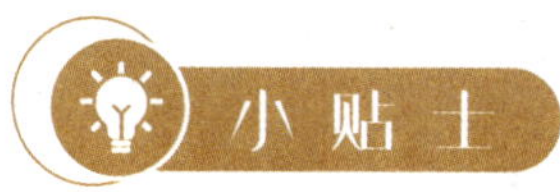

腋窝皮肤有创伤、腋窝出汗多、肩关节受伤的失智老年人，不宜测量腋温。

（3）按电源开关键打开电源，将体温计探头放置在失智老年人腋窝正中间，紧贴皮肤，叮嘱失智老年人夹紧体温计，体温计连续鸣叫即表明测量完毕。

（4）取出体温计，用纱布轻轻擦拭体温计表面，注意手不可触碰体温计探头。按要求读取体温计上的数值，并告知失智老年人。

（5）按电源开关键关闭电源，对体温计进行消毒，整理所用物品。

2. 体温测量的注意事项

照护人员测量失智老年人体温时，应注意以下事项：

（1）对于刚进食、冷热敷、洗澡、运动的失智老年人，应让其休息 30 分钟再测量体温。

（2）测量体温前，应检查体温计有无破损，确认体温计功能正常。

（二）心率、脉搏、呼吸频率测量

心率是指心脏每分钟搏动的次数。脉搏是由动脉内压力周期性变化而引起的动脉血管搏动，动脉每分钟搏动的次数称为脉率。正常情况下，心率和脉率是一致的。失智老年人在安静状态下的心率和脉率正常范围为 60～100 次/分，呼吸频率正常范围为 14～18 次/分。

1. 心率、脉搏、呼吸频率测量的操作流程

照护人员做好准备工作和沟通与评估工作后，应按照以下流程测量失智老年人的心率、脉搏、呼吸频率：

（1）摆放体位。照护人员协助失智老年人取卧位或坐位，放松手臂，置于床面或桌面。

（2）测量心率。照护人员戴上听诊器（见图 6-2），用手捂热胸件后将其置于失智老年人心尖处，然后听失智老年人的心跳并计数，测量时间为 1 分钟，告知失智老年人其心率。

（3）测量脉搏。照护人员用食指、中指、无名指指腹按压失智老年人桡动脉处，如图 6-3 所示，数动脉搏动次数，告知失智老年人其脉率。一般情况下，测量 30 秒，将测量所得数值乘以 2 即为脉率；对于脉搏异常的失智老年人，应测量 1 分钟。

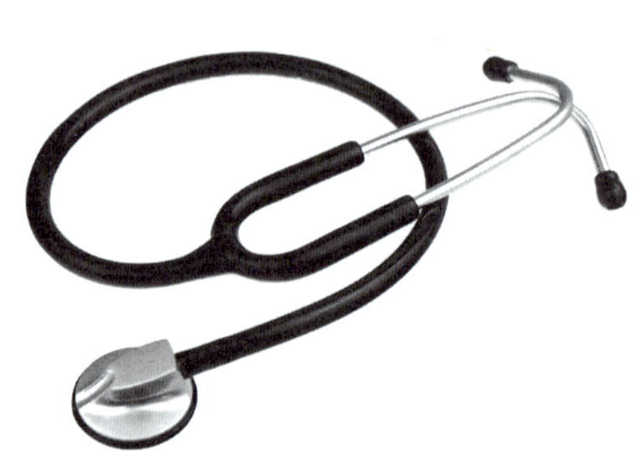

图 6-2　听诊器

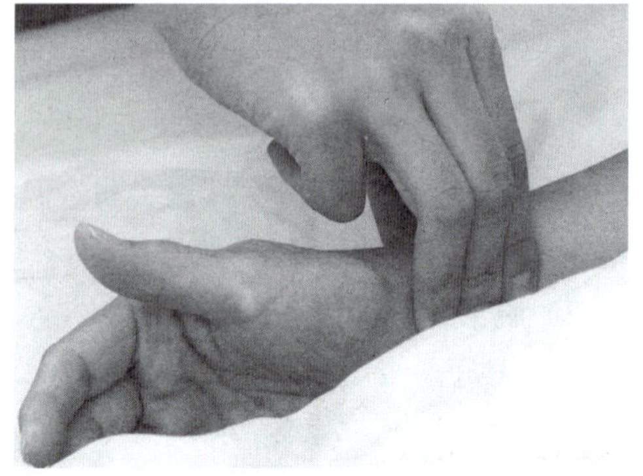

图 6-3　测量脉搏

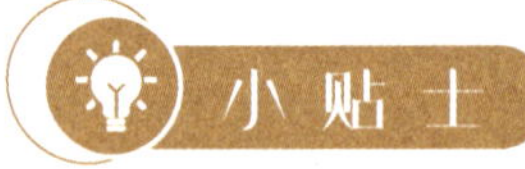

小贴士

对于心律失常（心脏跳动的频率或节律异常）或脉搏短绌（脉率小于心率）的失智老年人，应由两名照护人员同时分别测量心率和脉搏 1 分钟。

（4）测量呼吸频率。照护人员可观察失智老年人胸部或腹部的起伏情况，根据起伏的次数（一起一伏为一次）计算呼吸频率。一般情况下，测量 30 秒，将测量所得数值乘以 2 即为呼吸频率。对于呼吸异常的失智老年人，应测量 1 分钟。

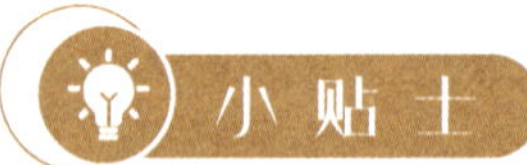

小贴士

呼吸异常是指呼吸的频率、深度、节律发生改变，主要表现为主观上感觉呼吸气体不足、呼吸费力等。

（5）整理所用物品。

2. 心率、脉搏、呼吸频率测量的注意事项

照护人员测量失智老年人心率、脉搏、呼吸频率时，应注意以下事项：

（1）对于刚剧烈活动、产生情绪波动的失智老年人，应让其休息 30 分钟再测量。

（2）对于偏瘫的失智老年人，应选择健侧手臂测量脉搏。

（3）不可以用拇指测量脉搏，因为拇指脉搏明显，易与失智老年人脉搏混淆。

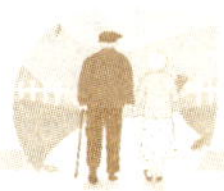

（三）血压测量

血压是指垂直作用于单位面积血管壁上的压力，可分为动脉血压、静脉血压、毛细血管血压等。测量血压通常指测量动脉血压。动脉血压在每个心动周期中呈一定范围的波动，血压升高达到的最高值称为收缩压，血压降低达到的最低值称为舒张压，收缩压和舒张压之差称为脉搏压（或脉压）。失智老年人在安静状态下，收缩压、舒张压、脉搏压的正常范围分别为100～120毫米汞柱、60～80毫米汞柱、30～40毫米汞柱。

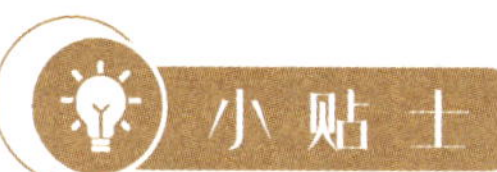

小贴士

A/B毫米汞柱表示血压，其中A毫米汞柱表示收缩压，B毫米汞柱表示舒张压。血压≥140/90毫米汞柱，即收缩压≥140毫米汞柱和（或）舒张压≥90毫米汞柱为高血压。血压≤90/60毫米汞柱，即收缩压≤90毫米汞柱和（或）舒张压≤60毫米汞柱为低血压。

1. 血压测量的操作流程

为了测量方便，通常采用上肢血压测量法，以测量所得肱动脉（上臂的主要动脉）血压代表主动脉血压。照护人员做好准备工作和沟通与评估工作后，应按照以下流程使用上臂式电子血压计（见图6-4）测量失智老年人的血压：

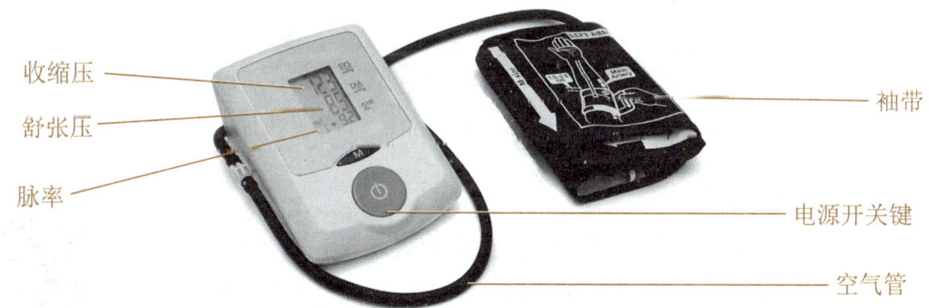

图6-4　上臂式电子血压计

（1）摆放体位。照护人员挽起失智老年人衣袖，露出其手臂，然后移动其手臂，使其肱动脉与心脏处于同一水平线上、手掌向上，叮嘱失智老年人保持身体放松，在测量过程中不要说话或移动身体。

（2）缠袖带。照护人员驱尽袖带内空气，将袖带平整地缠在失智老年人上臂中部。袖带上的箭头对准肱动脉，袖带下缘距肘窝2～3厘米，袖带松紧度以能放入一指为宜。

小贴士

对于偏瘫的失智老年人，应选择健侧手臂测量血压。

（3）重复测量并读数。照护人员打开电源开关，袖带将自动充气，血压计开始自动测量。电子屏幕上的数字停止变换即表示测量结束，照护人员开始读数并记录血压。一般电子屏幕上最上面的数字代表收缩压，中间的数字代表舒张压，最下面的数字代表脉率。照护人员可连续测量 3 次，每次间隔 1～2 分钟，取后两次血压的平均值为失智老年人的血压，并告知失智老年人。

（4）整理所用物品。

2．血压测量的注意事项

照护人员测量失智老年人血压时，应注意以下事项：

（1）测量前，应检查血压计功能是否正常。

（2）对于需要密切观察血压的失智老年人，测量血压应做到“四定”，即定时间、定部位、定体位、定血压计。

（3）对于刚剧烈活动、产生情绪波动、进食的失智老年人，应让其休息 30 分钟再测量血压。对于膀胱充盈的失智老年人，应让其小便后再测量血压。

二、预防和应对压疮

压疮是指身体局部组织长期受压，发生持续缺血、缺氧等而导致的组织破损、溃烂、坏死。压疮最易发生在骨骼隆突及受压部位，如肩部、肘部、骶尾部、脚后跟等。

（一）皮肤状态评估

皮肤状态评估的内容包括皮肤的颜色、完整性、清洁度、温度、湿度、弹性、感知觉等。照护人员做好准备工作和沟通与评估工作后，协助失智老年人保持舒适体位并露出其皮肤，然后从以下几个方面评估失智老年人的皮肤状态：

如何护理失智老年人的压疮部位

（1）颜色。照护人员观察失智老年人皮肤有无发绀（呈青紫色）、发白、发红、发黄、色素沉着等情况。

（2）完整性。照护人员观察失智老年人皮肤有无红肿、水疱、破溃、瘀斑和硬结等情况，如有，需了解其分布特点、形态、大小和性质。

（3）清洁度、温度、湿度。照护人员查看失智老年人皮肤有无污垢、是否发热或发冷、是否干燥或潮湿。

（4）弹性。照护人员用拇指和食指提拉失智老年人手背皮肤后放开，观察皮肤还原速度。

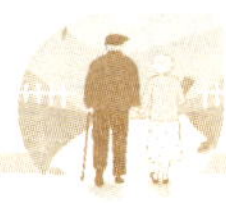

（5）感知觉。照护人员用冷或温热的物品接触失智老年人手背或足背皮肤，观察其反应灵敏度。

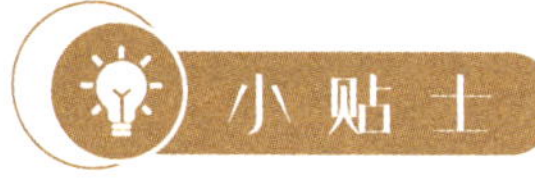

进行皮肤状态评估前，照护人员应修剪并磨平指甲，温暖双手。

（二）压疮预防措施

大多数情况下，压疮是可以预防的，关键在于消除诱发压疮的因素。为了预防压疮，照护人员要做到“六勤”，即勤观察、勤翻身、勤按摩、勤擦洗、勤整理、勤更换。压疮预防措施具体如下：

（1）变换体位。对于长期卧床的失智老年人，照护人员应鼓励并协助其经常变换体位，以缩短骨骼隆突部位受压时间。

（2）使用辅助器具。照护人员可为失智老年人配备防压疮床垫（见图 6-5）、翻身辅助器、防压疮坐垫等辅助器具，还可在失智老年人身体空隙处垫软枕、保证失智老年人的便器无破损、在其便器边缘上垫软纸或布垫等。

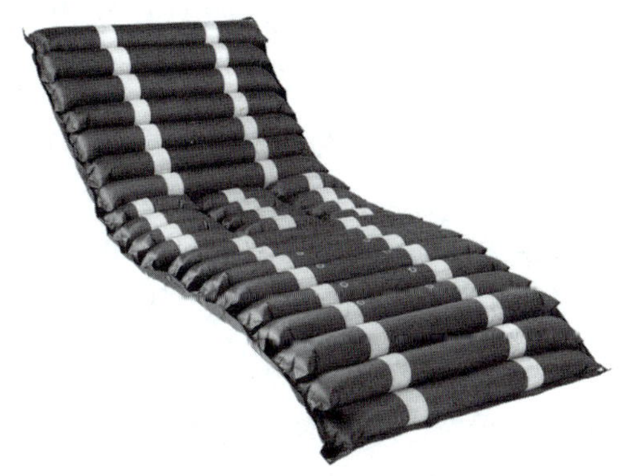

图 6-5　防压疮床垫

（3）保持皮肤清洁。照护人员应保持失智老年人床铺干燥、平整、无碎屑，保持失智老年人皮肤干燥，浴后及时为其擦干皮肤。如果失智老年人大小便失禁、出汗较多、呕吐等，照护人员应及时为其擦洗皮肤，更换干净的衣物。

（4）促进皮肤血液循环。照护人员应经常评估失智老年人的皮肤状态，用温水擦洗失智老年人身体，按摩受压部位，以促进血液循环。

（5）改善营养状况。照护人员应保证失智老年人营养均衡，在病情允许的情况下，给予营养缺乏、消瘦体弱的失智老年人高热量、高蛋白、富含维生素、易消化的食物，以增强失智老年人的抵抗力和组织修复能力。

（三）压疮应对措施

压疮分为Ⅰ期、Ⅱ期、Ⅲ期、Ⅳ期、可疑深部组织损伤、不可分期，不同时期的压疮应对措施不同。

1. Ⅰ期

Ⅰ期为淤血红润期，该时期皮肤完整，但某一区域皮肤发红且压之不褪色。发红区域与周围皮肤相比，可能会有硬实或柔软、发热或发凉的感觉。

此时，照护人员应及时检查，增加失智老年人翻身频次，经常为失智老年人按摩，在发红区域涂抹敷料或使用减压贴，以减少摩擦，减小局部压力，防止局部皮肤继续受压。

2. Ⅱ期

Ⅱ期为炎性浸润期，该时期皮肤表皮和部分真皮破损，但皮下组织完好，创口表现为无腐肉的、红色或粉红色的、开放的、浅的溃疡，也可表现为表皮完整或破裂的水疱。

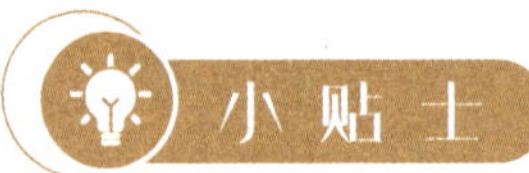

皮肤可分为 3 层，由外到内依次是表皮、真皮、皮下组织。

此时，照护人员应保护创面，避免感染，保持创口周围皮肤干燥，避免创口部位皮肤继续受压。对于未破的小水疱（直径＜5 毫米），照护人员可使用敷料覆盖其上，避免摩擦、预防破裂，等待其自行吸收；对于未破的大水疱（直径＞5 毫米），照护人员可用无菌注射器抽出疱液后消毒并用敷料包扎。

3. Ⅲ期、Ⅳ期、可疑深部组织损伤、不可分期

Ⅲ期为浅度溃疡期，全层皮肤破损，可以看到皮下组织，但骨骼、肌腱和肌肉均未外露，表皮水疱扩大、破溃。Ⅳ期为深度溃疡期，溃疡扩大到骨骼、肌腱、肌肉，伴有腐肉或焦痂，脓性分泌物多。可疑深部组织损伤表现为皮肤完整，但局部皮肤变成紫色或红褐色，或者有水疱。不可分期的压疮表现为全层皮肤破损，只有去除足够多的腐肉或焦痂，露出伤口底部才能准确评估。

对于处于这 4 个时期的失智老年人，照护人员可对其进行清创，去除坏死组织，减少感染，根据创面特点选用合适敷料。对于无法处置的，应及时送医。

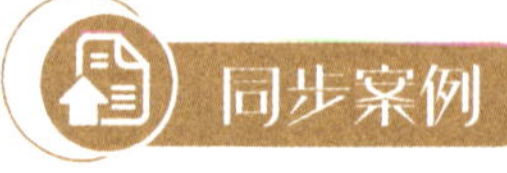

周爷爷压疮的应对

周爷爷，89 岁，患有重度失智症，长期卧床，伴有肢体挛缩。某天，照护人员小胡评估了周爷爷的皮肤状态，发现其臀部皮肤出现约 3 厘米×2 厘米大小的发红区域，压之不褪色。于是，小胡对周爷爷说："爷爷，刚刚检查发现您臀部皮肤有点发红了，现在我

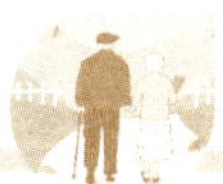

来协助您翻身，并为您进行皮肤护理。这样您会觉得舒服一点，还可以防止压疮继续发展、促进发红区域的血液循环。一会儿需要您配合一下，可以吗？”得到周爷爷的同意后，小胡协助周爷爷翻身，并为其进行皮肤护理。

小胡掀开被子，脱掉周爷爷的衣物，露出其背臀部，用浴巾盖住其他部位，然后按照以下步骤为周爷爷进行皮肤护理：① 用温热毛巾由上至下螺旋式擦拭并按摩背臀部皮肤（避开发红区域皮肤）；② 用温热毛巾轻轻擦拭发红区域皮肤，再用浴巾吸干背部皮肤水分；③ 在发红区域皮肤局部喷洒压疮液体敷料，并轻轻抹匀敷料，再贴上保护性敷料；④ 整理衣裤，盖好被子。

结束皮肤护理后，小胡对周爷爷说：“爷爷，您现在感觉舒服多了吧！我们一定要注意保持皮肤清洁，至少每 2 小时翻身 1 次，还要注意营养均衡。这对保持皮肤健康非常重要。”

三、预防骨质疏松症

骨质疏松症是由骨密度降低和骨组织微结构衰退导致骨脆性增加的全身性骨骼疾病。骨质疏松症的主要症状为疼痛、乏力、骨折、脊柱变形等。

（一）骨质疏松症风险评估

照护人员可使用 IOF（国际骨质疏松基金会）骨质疏松症一分钟风险测试题（见表 6-1）评估失智老年人患骨质疏松症的风险。如果失智老年人有患骨质疏松症的风险，照护人员应及时采取预防措施。

表 6-1　IOF 骨质疏松症一分钟风险测试题

问题	是	否
您的父母是否曾被诊断为患有骨质疏松症或因轻微摔倒发生骨折？		
您的父母是否驼背？		
您的实际年龄是否超过 60 岁？		
您在成年后是否因轻微摔倒发生骨折？		
您是否经常摔倒（去年超过 1 次），或因为身体较虚弱而担心摔倒？		
您 40 岁后的身高是否降低了 3 厘米以上？		
您的体重是否过轻（BMI＜19 kg/m²）？		
您是否曾连续服用类固醇激素超过 3 个月？		
您是否患有类风湿关节炎？		
您是否被诊断出有甲状腺功能亢进或甲状旁腺功能亢进、1 型糖尿病、克罗恩病或乳糜泻等胃肠疾病或营养不良？		
女性回答：您是否在 45 岁之前就绝经了？		
女性回答：您是否有过连续 12 个月以上没有月经？（孕期、绝经或子宫切除除外）		

续表

问题	是	否
女性回答：您是否在 50 岁前切除卵巢又没有服用雌/孕激素补充剂？		
男性回答：您是否出现过阳痿、性欲减退或其他雄激素过低的相关症状？		
您是否经常大量饮酒？（每天饮用超过 2 个单位的乙醇，相当于 500 毫升啤酒、150 毫升葡萄酒或 50 毫升烈性酒）		
您目前有吸烟的习惯吗？或曾经吸烟吗？		
您每天的运动时间是否少于 30 分钟？（包括做家务、走路和跑步等的时间）		
您是否不能食用乳制品，又没有补充钙剂？		
您每天从事户外活动的时间是否少于 10 分钟，又没有补充维生素 D？		

注：如果上述任何一个问题的答案为“是”，就表明有患骨质疏松症的风险。

（二）骨质疏松症预防措施

照护人员可采取以下措施预防失智老年人患骨质疏松症：

（1）均衡饮食。照护人员可为失智老年人提供高钙、低盐、含有适量蛋白质的食物，叮嘱其戒烟限酒，还可以为其提供富含维生素 D 的食物，以促进机体对钙的吸收。

（2）协助运动。照护人员可协助失智老年人有规律地适度运动，保证每天至少运动 30 分钟，协助长期卧床的失智老年人进行关节活动、为其按摩等。

（3）足量日照。失智老年人每天日照时间不应少于 20 分钟。照护人员可以打开门窗，让阳光直射进失智老年人居室，也可以让其直接在户外晒太阳。

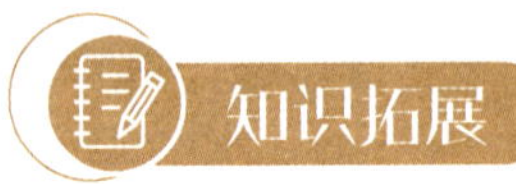

常做健骨操，远离骨质疏松症

经常练习健骨操，能够有效预防骨质疏松症，延缓机体退化，全面提升体能。健骨操共有以下六节：

第一节，“生根发芽”：① 双腿并拢，吸气、呼气，屈双膝下蹲，双臂从身体前侧上举过头顶，夹紧臀部，挺直后背；② 吸气，起身还原。

第二节，“培土固根”：① 左脚向前迈出，使左腿呈弓步状，双臂向前平举，右膝可弯曲，以保持身体平衡；② 上身前屈，使髋关节屈曲，双手轻触左脚两侧地面或左小腿；③ 上身回正；④ 左脚回撤，双臂落回；⑤ 两侧肢体交替进行。

第三节，“沐浴阳光”：① 左脚向左迈一大步，屈双膝，双臂从身体两侧斜向上举起；② 上身左倾；③ 上身回正；④ 左脚回撤，双臂落回；⑤ 两侧肢体交替进行。

第四节，“向上生长”：① 左脚向后撤，使左腿呈弓步状，双臂向前平举；② 双臂上举外展，抬头，胸部打开；③ 双臂落回到体前；④ 左脚回撤，双臂落回；⑤ 两侧肢体交替进行。

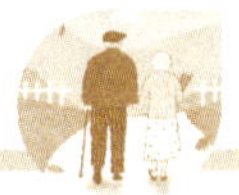

第五节，“回转壮体”：① 左脚向左前方迈步，双臂向前平举；② 髋部不动，上身和手臂向左旋转；③ 上身转回；④ 左脚回撤，双臂落回；⑤ 两侧肢体交替进行。

第六节，“枝繁叶茂”：① 左脚向后撤，使左腿呈弓步状，双臂向右平举；② 重心前移，抬左腿，双臂落回体侧后，左臂向左平举，右臂向前平举；③ 左腿向后伸直点地，双臂从体前侧上举外展，抬头挺胸；④ 左脚回撤，双臂落回；⑤ 两侧肢体交替进行。

（资料来源：乔业琮、张诗悦，《骨质疏松离你有多远？医生分享“一分钟测试法”》，人民网，2022 年 9 月 14 日）

四、协助排痰

对于长期卧床、痰多且不能自行咳出的失智老年人，可采用胸部叩击法帮助其排痰，以保持呼吸道通畅，控制感染，预防并发症的发生。其原理是通过叩击胸部或背部（一般叩击背部），使气道振动，同时结合痰液的重力作用，使滞留在气道内的痰液松动脱落，并移动到中心气道，最后通过咳嗽排出体外。

（一）协助排痰的操作流程

照护人员做好准备工作和沟通与评估工作后，应按照以下流程协助失智老年人排痰：

（1）教导失智老年人正确的咳痰方法：用鼻子深呼吸数次，然后深吸一口气，屏气 2 秒，连续用力咳嗽 2～3 次。重复教导直至失智老年人学会正确的咳痰方法。

（2）协助失智老年人取坐位或侧卧位，面向照护人员。

（3）一只手扶住失智老年人肩膀，另一只手的手指微微弯曲并拢、拇指紧贴食指，使手背隆起呈空杯状，如图 6-6 所示，然后有节奏地从背部第十肋间隙开始，向上叩击至肩部，避开脊柱和肾区。叩击过程中鼓励失智老年人使用正确的咳痰方法咳出痰液。

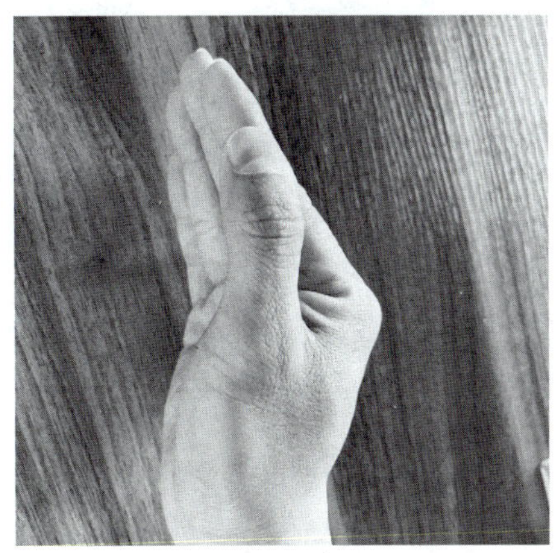

图 6-6　叩击手势

（4）在失智老年人咳出痰液后，协助其擦净面部、清洁口腔，整理所用物品。

（二）协助排痰的注意事项

照护人员协助失智老年人排痰时，应注意以下事项：

（1）操作前温暖双手，以免引起失智老年人不适。

（2）在失智老年人进食后 2 小时或进食前 30 分钟进行胸部叩击，以免失智老年人呕吐，进而引起窒息。

（3）叩击力度适中，以失智老年人不感觉疼痛为宜。力度太小不能使痰液顺利排出，力度太大则容易使失智老年人受伤。

五、用药照护

失智老年人可能会出现漏用、误用、拒用药物的情况。照护人员需要掌握各种给药方法和注意事项，督促、帮助失智老年人按时按量正确用药，并注意观察失智老年人用药后的反应，发现异常及时处理，保证用药安全。

（一）协助失智老年人服药

1．协助失智老年人服药的操作流程

照护人员做好准备工作和沟通与评估工作后，应按照以下流程协助失智老年人服药：

（1）协助失智老年人取坐位或半卧位，指导（或协助）失智老年人洗手。

（2）检查药物是否正确，是否变色、发霉、过期等，确认服用剂量。

（3）倒好温水，指导（或协助）失智老年人喝一口水滋润喉咙，将药物放入失智老年人口中（或者放入失智老年人手中，让其自己放入口中，见图 6-7），指导（或协助）失智老年人喝水服下药物，然后叮嘱其张嘴，检查药物是否全部咽下。

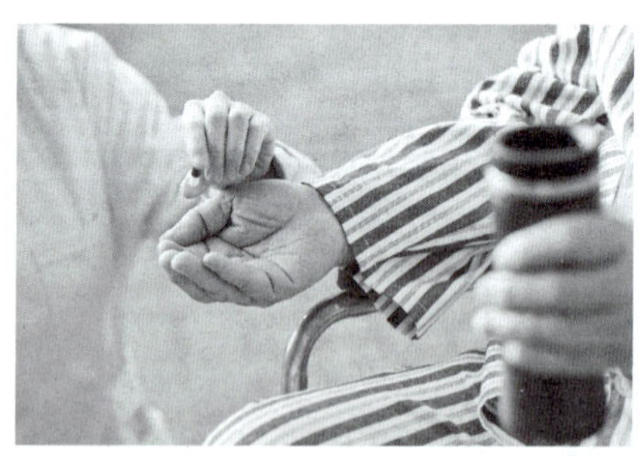

图 6-7　将药物放入失智老年人手中

（4）指导（或协助）失智老年人用毛巾擦净嘴角和手，叮嘱失智老年人保持服药体位 30 分钟。

（5）整理所用物品。

2．协助失智老年人服药的注意事项

照护人员协助失智老年人服药时，应注意以下事项：

（1）遵医嘱协助失智老年人服药，不得擅自加药、减药或停药。发现给错药后，不能

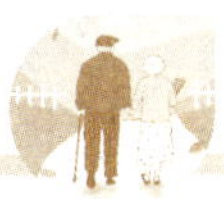

自行处理，应立即联系医生。

（2）对于吞咽困难的失智老年人，照护人员要咨询医生或根据药物说明书，决定是否可以将药物切割成小块或研碎后服用。

（3）观察失智老年人服药后是否有不良反应，若发现异常，立即联系医生。

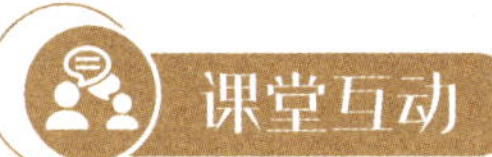

课堂互动

曹爷爷患有轻度失智症和高血压，需长期服用降压药。某天早上，曹爷爷忘记服用降压药。为避免曹爷爷血压升高，曹爷爷的老伴便让他在下一次服药时服用双倍剂量的降压药。这种做法正确吗？

（二）协助失智老年人使用外用药

根据外用药的类型，使用外用药的方法可分为滴入给药、涂抹给药等。

1．滴入给药

照护人员做好准备工作和沟通与评估工作后，应按照表 6-2 协助失智老年人滴入给药，然后整理所用物品，并观察失智老年人有无不适。

表 6-2　滴药部位与具体操作步骤

滴药部位	具体操作步骤
眼睛	（1）协助失智老年人取坐位或仰卧位 （2）用棉签擦净失智老年人眼部分泌物，叮嘱失智老年人头向后仰，眼睛向上看 （3）一只手轻轻拉下并固定失智老年人下眼睑，另一只手持滴管在距离其眼睑 1～2 厘米处轻轻将药液滴入其眼结膜囊内 （4）用手轻轻提起失智老年人上眼睑，使药液均匀扩散，叮嘱失智老年人闭眼 1～2 分钟并转动眼球 （5）用纸巾或棉球轻轻擦去外流的药液
耳朵	（1）协助失智老年人取坐位或卧位，头偏向一侧，使需要给药的耳朵朝上 （2）用湿棉签清洁耳道，再用干棉签擦干。如果耳道内有干痂，先用棉签蘸温盐水浸湿，待干痂变软后取出，再擦干耳道 （3）一只手轻轻向后上方牵拉失智老年人耳郭，另一只手持滴管将药液滴入耳道中（沿外耳道后壁缓慢滴入耳道内） （4）轻拉失智老年人耳郭或反复轻按其耳屏数次，使药液进入耳道四壁及中耳腔，叮嘱失智老年人保持体位 5～10 分钟 （5）用纸巾或棉球轻轻擦去外流的药液
鼻子	（1）协助失智老年人取坐位，头向后仰 （2）协助失智老年人清除鼻腔内的分泌物。如果鼻腔内有干痂，先用棉签蘸温盐水浸湿，待干痂变软后取出。滴药前叮嘱失智老年人吸气，以使药液尽量到达较深部位，充分发挥药效 （3）一只手轻推失智老年人鼻尖充分露出鼻腔，另一只手持滴管在距离鼻孔 2 厘米处将药液滴入鼻腔中。轻轻揉捏失智老年人鼻翼，使药液均匀分布于鼻腔黏膜上 （4）用纸巾或棉球轻轻擦去外流的药液

2. 涂抹给药

照护人员做好准备工作和沟通与评估工作后，应按照以下步骤协助失智老年人涂抹药物：

（1）用温水清洁失智老年人患处及周围皮肤。

（2）涂抹药物。不同剂型药物的涂抹方法如下：① 溶液。用镊子夹持蘸有药液的棉球涂抹患处，待药液晾干；或者将药液均匀地倒在纱布上，将带有药液的纱布敷在患处。② 软膏。用棉签将软膏涂抹于患处。③ 粉剂。将药粉均匀地撒在患处。

（3）整理所用物品，观察失智老年人有无不适。

任务实施

为姜爷爷测量生命体征、协助排痰并提供用药照护

【任务描述】

姜爷爷患有失智症，最近因天气寒冷而突患感冒，痰多且难以咳出，还经常流泪致眼睛干涩。照护人员需为姜爷爷测量生命体征，观察其是否有发炎倾向，协助其排痰，并协助其服用感冒药、滴眼药水。请以小组为单位，模拟照护人员为姜爷爷测量生命体征、协助排痰并提供用药照护。

【实施要求】

（1）学生自由分组，2 人一组。

（2）小组成员 1 人扮演姜爷爷、1 人扮演照护人员，模拟照护人员为姜爷爷测量生命体征，协助姜爷爷排痰，协助姜爷爷服用感冒药、滴眼药水的情景。

（3）教师对各小组的模拟情况进行点评。

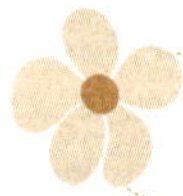

任务二　心理健康促进

任务导入

吕爷爷，患有阿尔茨海默病，退休前是一名会计，半年前入住某养老机构。吕爷爷现在出现了明显的记忆障碍，并伴有抑郁和焦虑症状。

为改善吕爷爷的心理状况，照护人员耐心地与他交流，发现他是因为对新的环境和生活方式不适应而抑郁和焦虑的。于是，照护人员每天都会和吕爷爷聊天，带他熟悉环境，还为他制订了一个生活计划，计划内容包括每天的健身活动、阅读活动、园艺活动和社交活动等。在照护人员的努力下，吕爷爷逐渐打开心扉，向照护人员诉说他的困惑和感受，并主动与其他老年人一起交流、下棋、看电视等。

某天午后，吕爷爷在花园里晒太阳时，发现他参加园艺活动时种植的植物出现叶片

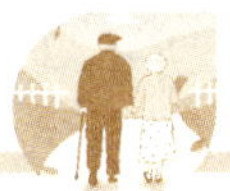

枯萎的现象，决定让它重新焕发生机。照护人员借此机会鼓励吕爷爷每天照看植物，观察它的变化。吕爷爷的注意力逐渐转移到植物的生长上，他也因此变得开朗起来。

思考：

（1）失智老年人的心理特点有哪些？

（2）失智老年人的心理健康照护措施有哪些？

一、失智老年人的心理特点

心理是人脑对客观世界的主观反映，包括感知觉、记忆、思维、意志和情绪等。失智老年人的心理特点主要有以下几个：

（1）自我意识较强。失智老年人可能过度关注自身的需求和情感，从而频繁要求得到关注、重视，对他人和外界环境不关心。

（2）性格内向。失智老年人可能变得更加内向、孤僻，沉默寡言，不愿与他人交流，不愿意参与活动。

（3）有抑郁、焦虑倾向。面对记忆力下降、生活能力受限及社交障碍等困难，失智老年人可能感到无助、失落和迷茫，从而对生活失去兴趣，对未来感到绝望。

（4）情绪多变。失智老年人可能在短时间内出现多种情绪，这种情绪的不稳定性增大了他们与他人相处的难度。

（5）存在猜疑心理。失智老年人对他人的不信任感增强，可能对他人的意图和动机产生怀疑，经常感到被冒犯或背叛，认为他人想伤害自己。

二、失智老年人的心理需求

了解失智老年人的心理需求，为其提供适当的关怀和支持，可以促进失智老年人的心理健康。失智老年人一般有以下几种心理需求：

（1）依存需求。失智老年人生活活动能力逐渐下降，有的甚至不能自理，在生活上希望得到悉心照顾。有的失智老年人还可能因为收入减少等而存在较大的经济压力，希望得到经济上的支持，让自己老有所依。

（2）社交和情感需求。随着病程的进展，失智老年人会逐渐丧失正常的社交能力，从而感到孤独、失落和沮丧。同时，疾病带来的疼痛、经济花费等，也会让他们感受到巨大压力。因此，他们往往希望建立持久的、亲密的人际关系，希望有人能给予他们关爱和支持，让他们感受到被照顾和重视。

（3）价值需求。许多失智老年人在疾病早期，会因自己的认知功能退化而感到焦虑和无助。他们往往希望自己对他人、对社会仍然是有用的，希望在生活中发挥自己的特长和优势，从而获得他人的认可和尊重。

三、失智老年人心理健康的影响因素

（一）个人因素

影响失智老年人心理健康的个人因素主要如下：

（1）生理功能衰退。失智老年人各个器官的功能随着衰老和失智症病程的进展而逐渐衰退，出现体弱多病、行动不便等情况。这些情况可能导致失智老年人产生无助感、不适感等，从而影响心理健康。

（2）疾病。失智老年人常患有其他老年疾病，这些疾病可直接或间接引起异常心理变化和心理疾病。某些疾病还会使失智老年人丧失生活自理能力，从而产生负罪感，认为自己拖累家人。如果病情较重，失智老年人还会产生对死亡的恐惧感，甚至绝望。

（3）缺乏营养。研究表明，人的营养状况与心理健康密切相关。例如，缺乏维生素 B_{12} 会增加患抑郁症的风险，而摄入适量维生素 D 可有效预防抑郁症。失智老年人由于牙齿脱落、嗅觉和味觉减退等，可能会出现食欲不振、厌食等，从而缺乏某些营养素，影响自身心理健康。

（4）不良生活习惯。生活习惯包括饮食习惯、作息习惯等。有的失智老年人有吸烟、嗜酒，饮食过甜、过咸、过油腻等不良饮食习惯，从而导致身体内部环境稳定性和自我修复能力减退，引发心理问题。有的失智老年人由于作息不规律、无所事事、不爱活动等，感到无聊、孤独。

（二）环境因素

影响失智老年人心理健康的环境因素主要如下：

（1）社会因素。患病后，失智老年人可能难以参与社会活动，逐渐与社会脱节，孤独感加剧。

（2）家庭因素。家庭关系是失智老年人最重要的人际交往关系。家庭关系不和谐、家人离世、家人疏于关心等都可能导致失智老年人感到无助、失落或被遗弃。此外，有些失智老年人可能有较重的心理负担，认为自己是家庭的累赘。如果不能及时排解失智老年人心理上的压力，他们的负面情绪会持续增加。

四、失智老年人心理健康照护措施

如果失智老年人出现严重的心理问题，照护人员应及时联系专业人员对失智老年人进行心理治疗等。如果失智老年人的心理问题不严重，照护人员可采取以下措施：

（1）情绪疏导。照护人员可运用沟通技巧与失智老年人沟通，引导他们表达内心的想法并耐心倾听，帮助他们找到负面情绪产生的原因，从源头解决问题，消除负面情绪。照护人员还可以让失智老年

失智老年人情绪疏导的常用方法

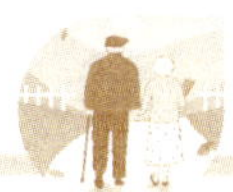

人采用合适的方式发泄负面情绪，如哭泣、在隔音室里大声喊叫等。

（2）转移注意力。照护人员可鼓励失智老年人通过参加力所能及的活动来转移注意力，如组织失智老年人下棋（见图 6-8）、打牌等，丰富其精神文化生活。此外，积极参加活动可以促使失智老年人与他人交往，从而减轻孤独感。

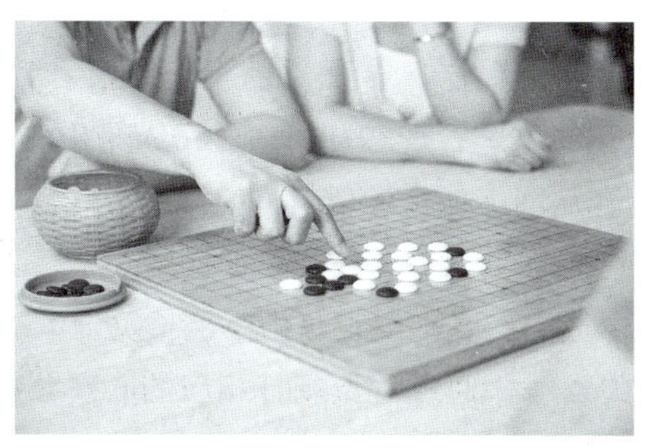

图 6-8　下棋

（3）调整心态。照护人员应多关心失智老年人，帮助他们调整心态，尽可能让他们保持积极乐观的心态，正确看待疾病。

（4）提升价值感。照护人员应重视发挥失智老年人的价值，寻找可以让失智老年人实现自我价值的机会。例如，照护人员可以让会唱歌的失智老年人在文艺汇演时演唱歌曲。在日常生活中，照护人员应尽可能给予失智老年人一定程度的自主权，适当让他们自己做决定，以使他们感受到自己决策的重要性。同时，照护人员不能怀疑、嘲笑或无视失智老年人，而应给予他们足够的尊重和耐心。

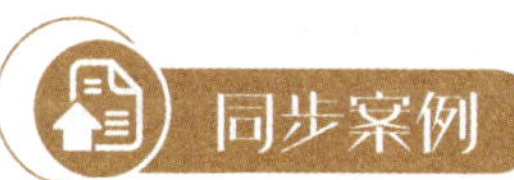

同步案例

对毛奶奶的心理照护

毛奶奶，65 岁，患有轻度失智症。毛奶奶的子女工作繁忙，没有时间照护她，长时间的独居生活让她感到非常孤独。进入某养老机构后，经评估，毛奶奶有抑郁倾向。刚入住时，毛奶奶对养老机构陌生的环境感到极度不安，总是吵着要回家。由于饮食不合胃口，毛奶奶还出现了便秘的情况，这让她感到更加焦虑。

照护人员每天都会和毛奶奶聊天，询问毛奶奶有无身体不适。几天后，毛奶奶终于向照护人员敞开心扉。照护人员调整了毛奶奶的饮食，帮助她排便。平时，照护人员也会鼓励毛奶奶参加各种活动，帮助她逐渐适应养老机构的生活。一开始，毛奶奶对参加活动有些抵触，但随着拍气球等一系列活动的展开，毛奶奶参加活动的次数逐渐增加，和大家的关系也明显有所改善。

如今，毛奶奶在养老机构交了不少朋友，很多老年人都很愿意和她一起做手工、唱歌、聊天。

任务实施

为章爷爷制订心理照护方案

【任务描述】

章爷爷，73 岁，患有中度失智症，有严重的记忆障碍和语言障碍，肢体活动能力良好。章爷爷以前性格开朗，热情好客。现在却喜欢一个人呆坐着，不愿意与他人交流。以本任务所讲知识点为基础，结合从网上搜集的资料，为章爷爷制订心理照护方案。

【实施要求】

（1）3～5 人一组，从中选出一名小组长，由小组长负责本次任务实施的具体分工。

（2）小组成员查询相关资料，通过讨论制订相应的心理照护方案。方案内容应包含但不限于以下内容：章爷爷的主要心理问题和需求、心理照护目标、心理照护措施等。

（3）小组长在课堂上展示本小组的心理照护方案，教师进行点评。

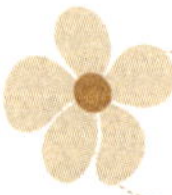

任务三　意外救护

任务导入

廖爷爷，72 岁，患有中度失智症，居住在某养老机构。某天下午，照护人员小钱因其他工作暂时离开廖爷爷的房间，留廖爷爷一个人在房间内。随后，廖爷爷觉得很热，不想穿衣服，便自行脱去上衣并走出房间。迷失方向的廖爷爷走到了楼顶，且在楼顶不慎跌倒，躺在地上无法自行起身。

小钱回到廖爷爷房间后发现廖爷爷不在，便到处寻找。随后，小钱在楼顶找到廖爷爷，发现廖爷爷躺在地上，表情痛苦，于是赶紧上前查看情况。廖爷爷说自己背部很疼，小钱立即检查，发现廖爷爷背部皮肤红肿但无水疱，判断廖爷爷在高温天气中被楼顶地面烫伤了。小钱看廖爷爷无肢体受伤的情况，立即搀扶起廖爷爷下楼回到房间，用冷水冲洗廖爷爷背部大约 30 分钟，然后为廖爷爷擦干身体并涂抹烫伤药膏。

思考：

（1）如何应对失智老年人走失？

（2）如何应对失智老年人跌倒？

（3）如何应对失智老年人烫伤？

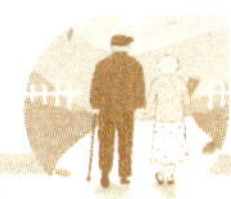

一、应对失智老年人心搏骤停

心搏骤停是指心脏突然停止跳动，导致心脏射血功能突然终止的情况。心搏骤停会导致重要器官严重缺血、缺氧，4～6 分钟后重要器官会受到不可逆损害。因此，当失智老年人出现心搏骤停时，应立即对其进行急救。照护人员可按以下流程对心搏骤停的失智老年人进行急救。

（一）判断与呼救

（1）判断失智老年人所处环境是否安全。照护人员发现失智老年人晕倒后，首先应判断失智老年人所处环境是否安全。如果所处环境不安全（如有车通行），需将失智老年人转移至安全地方；如果失智老年人触电，需及时断开电源或用木棒等不导电的物品挑开电线。

（2）判断失智老年人神志是否清醒。照护人员双手轻拍失智老年人肩膀，在其耳边大声呼叫，观察失智老年人有无反应。

（3）判断失智老年人呼吸和脉搏是否停止。照护人员协助失智老年人取仰卧位，跪在失智老年人右侧，脸颊贴近失智老年人口鼻处，感觉有无气流，是否能听到呼吸音。如果发现失智老年人无呼吸或呼吸异常，照护人员可用手指按压失智老年人的颈动脉 5～10 秒，观察其颈动脉是否有搏动。如果没有搏动，需马上对其实施心肺复苏。

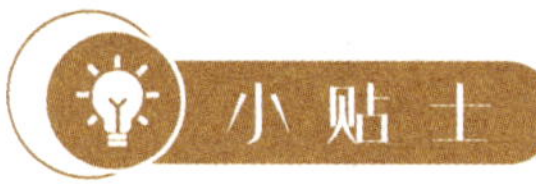

如果失智老年人面朝下，应协助失智老年人翻身取仰卧位，在协助其翻身时要注意保持其头部、躯干同时转动。

（4）呼救。如果现场无其他人，照护人员应先拨打急救电话。如果现场有其他人，照护人员应指定现场某个人拨打急救电话。

（二）摆放体位

照护人员协助失智老年人仰卧在平整的硬质平面上，使其头部与躯干呈一条直线，手臂置于身体两侧，然后解开失智老年人的衣领和裤带。照护人员一般位于失智老年人右侧，为保证按压时力量垂直作用于胸骨，可根据失智老年人所处位置的高低采用跪立或站立等不同体位。

（三）胸外心脏按压

照护人员一只手的掌根压在另一只手的手背上，双手重叠并十指交叉，如图 6-9（a）所示，按压失智老年人双侧乳头连线中点，如图 6-9（b）所示。持续按压 30 次后放松，按压时间和放松时间应相等。放松时掌根不离开，以免移位。按压频率为 100～120 次/分钟，按压深度为胸骨下陷 3～5 厘米。

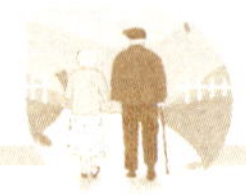

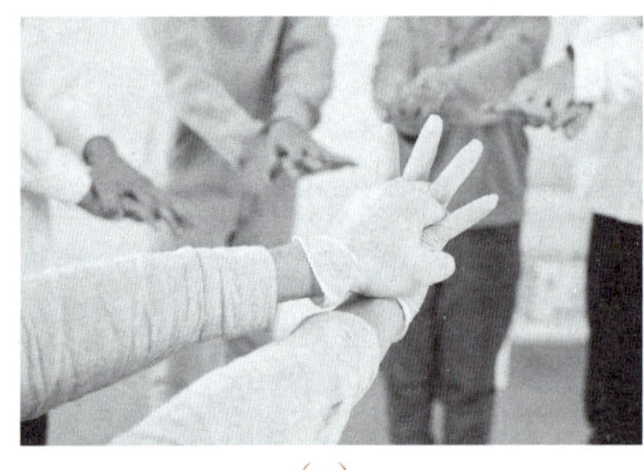
(a)
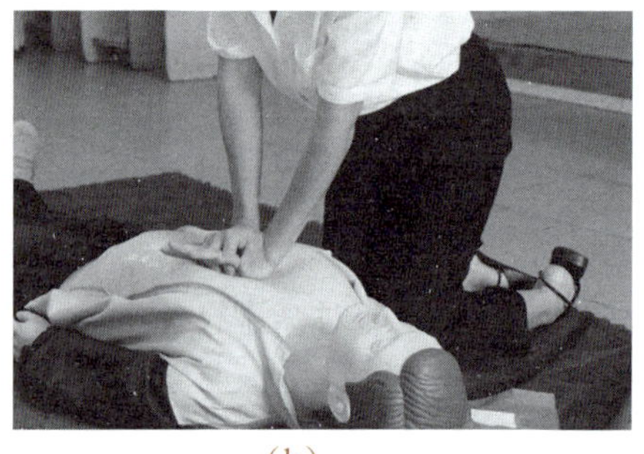
(b)

图 6-9　胸外心脏按压示意图

(四) 检查并清理口腔异物

照护人员双手放在失智老年人面颊两侧，双手拇指压住其下颌，使其口腔打开，观察其口腔内有无异物，包括分泌物、义齿等。如果失智老年人口腔内有异物，照护人员应将失智老年人的头部转向自己，一只手的拇指伸进其口腔内压住舌头，其余四指握拳放在其下颌处，另一只手取出其口腔内的异物，然后将其头部恢复原位。

(五) 开放气道

开放气道的方法有以下几种：

（1）仰头举颏法。照护人员一只手的掌根放在失智老年人前额处用力下压，使失智老年人头部后仰，另一只手的食指与中指并拢，放在失智老年人下颏（下巴）处并向上抬，如图 6-10（a）所示。此方法应用广泛，适用于颈部无损伤的失智老年人。

（2）仰头抬颈法。照护人员一只手的掌根放在失智老年人前额处用力下压，另一只手放在失智老年人的颈部后方并向上抬起颈部，如图 6-10（b）所示。此方法适用于颈部无损伤的失智老年人。

（3）仰头抬颌法。照护人员在失智老年人头顶处，双肘与失智老年人背部位于同一水平面上，双手固定失智老年人头部，双手拇指放置在失智老年人面颊部位，其余四指提拉失智老年人两侧下颌角，使其下颌上提，而颈部保持静止，如图 6-10（c）所示。此方法适用于颈部可能有损伤的失智老年人。

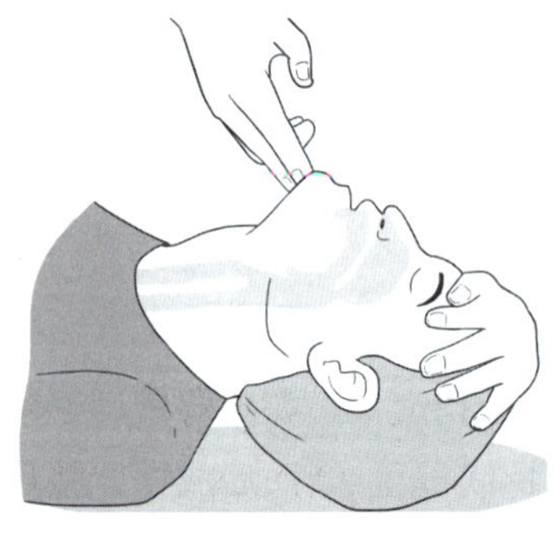
（a）仰头举颏法
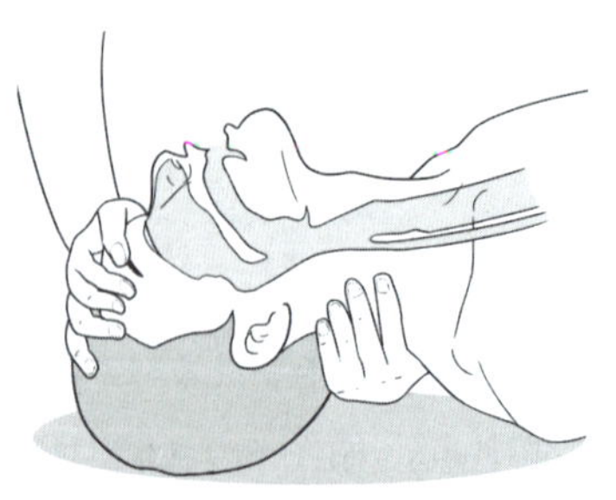
（b）仰头抬颈法
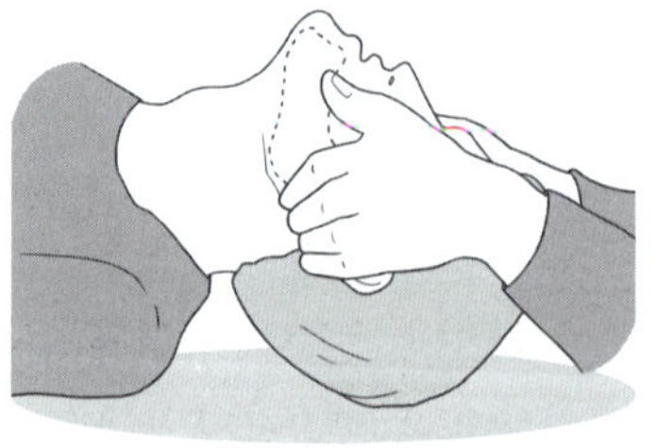
（c）仰头抬颌法

图 6-10　开放气道示意图

（六）人工呼吸

人工呼吸有口对口吹气法、口对鼻吹气法等方法。一般采用口对口吹气法。当失智老年人有口腔外伤，或有其他原因致口腔不能打开时，可采用口对鼻吹气法。照护人员的具体操作步骤如下：

（1）保持失智老年人仰头抬颏，一只手捏住失智老年人鼻孔（口部）。

（2）吸一口气，张开口包住失智老年人口部（鼻孔）。

（3）匀速向失智老年人口（鼻孔）中吹气，然后松开失智老年人口鼻，注意观察失智老年人胸廓是否起伏。

（七）持续实施心肺复苏并判断心肺复苏是否生效

以 30 次胸外心脏按压和 2 次人工呼吸为 1 个周期，实施 5 个周期的心肺复苏后，观察失智老年人的呼吸和脉搏，并根据以下表现判断心肺复苏是否生效：

（1）失智老年人恢复自主呼吸、心跳和颈动脉搏动，瞳孔缩小（和实施心肺复苏前相比），则心肺复苏生效。

（2）对失智老年人实施心肺复苏超过 30 分钟，失智老年人仍无反应、无呼吸、无脉搏、瞳孔未缩小，则心肺复苏无效。

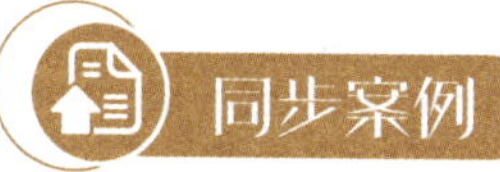

龚爷爷心搏骤停的应对

龚爷爷，72 岁，患有轻度失智症。某天，龚爷爷在活动室里与其他老年人交谈，突然高举左手，大叫了一声后倒地抽搐不止。其他老年人顿时惊慌失措，有人想把龚爷爷抬到床上去，照护人员小罗发现后立即上前制止并赶紧查看龚爷爷的情况。

小罗协助龚爷爷仰卧在地上，叫了几声。龚爷爷没有应答。小罗按压龚爷爷的颈动脉发现无搏动，观察到龚爷爷的面色、舌头已经发绀，于是对照护人员小钱说："快拨打 120。"然后小罗快速解开龚爷爷的衣服，为其实施心肺复苏。做了 3 个周期后，小罗体力不支，换小钱继续实施心肺复苏。当做到第 8 个周期时，龚爷爷开始无意识地挥动手臂，而后慢慢恢复自主呼吸、心跳。

龚爷爷苏醒时，救护车刚好赶到现场，立即将龚爷爷接到了医院进行治疗。目前，龚爷爷恢复良好，无后遗症。

二、预防和应对失智老年人走失

失智老年人由于记忆障碍和定向障碍，容易走失。在走失过程中，失智老年人可能发生意外（如跌倒、撞伤等），甚至危及生命。走失还会给失智老年人带来心理创伤。因此，积极预防失智老年人走失并在失智老年人走失时及时采取应对措施至关重要。

（一）走失风险评估

照护人员可使用老年人走失风险评估表（见表 6-3）评估失智老年人的走失风险。对于有走失风险的失智老年人，照护人员应及早采取预防措施，做到早发现、早预防；对于走失风险较高的失智老年人，宜增加照护人员数量，提高巡视频率，加强防走失措施。

表 6-3　老年人走失风险评估表

评估项目	评估内容	分值	
基本资料	年龄	□年龄≥60 岁=1	□年龄＜60 岁=0
	性别	□男性=1	□女性=0
	文化程度	□受过高等教育=1	□未受过高等教育=0
定向力	说出当天的具体时间（年、月、日、星期）	□可以=0	□不可以=1
	说出所处的具体位置（省、市、县、乡镇、街道）	□可以=0	□不可以=1
		□可以=0	□不可以=1
走失既往史	有无走失现象	□有=1	□无=0
意识状态	有无意识障碍（包括谵妄）	□有=1	□无=0
心理状态	是否情绪低落、焦虑抑郁等	□是=1	□否=0
疾病史	有无心血管疾病（如脑出血、脑梗死、脑萎缩等）	□有=1	□无=0
	有无术后认知功能障碍	□有=1	□无=0
	有无引起定向障碍的疾病（如脑炎、肝性脑病、酒精性脑病等）	□有=1	□无=0
	有无引起记忆力或认知功能障碍的疾病（如智障、失智症、癫痫等）	□有=1	□无=0
	有无引起精神行为异常的疾病（如精神分裂、抑郁、脑炎、癫痫等）	□有=1	□无=0
药物影响认知	是否使用三环类抗抑郁药	□是=1	□否=0
	是否使用抗癫痫药	□是=1	□否=0
	是否使用组胺 H2 受体拮抗剂	□是=1	□否=0
	是否使用心脏病药	□是=1	□否=0
	是否使用受体阻滞剂	□是=1	□否=0
总分			

注：总分越高，走失风险越高。

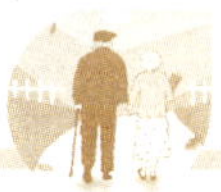

（二）走失预防措施

看护不到位是失智老年人走失的主要原因之一。很多失智老年人会在照护人员睡觉或者离开房间的情况下擅自离开。照护人员可采取以下措施预防失智老年人走失：

（1）制作身份卡。照护人员可为失智老年人制作一张写有失智老年人基本信息（如姓名、年龄、疾病史、照护人员的联系方式、住址）的身份卡，并将身份卡放在失智老年人衣服口袋里或缝在衣服上，便于他人将失智老年人安全送回。

（2）提供有效看护。照护人员应多关心失智老年人，发现其有出走的动态时及时干预，尽量避免有走失风险的失智老年人独处。在失智老年人外出时，照护人员应陪同并保证失智老年人始终在视线范围内，叮嘱失智老年人不要随意走动，如果不小心走失，应待在原地不动。

（3）对失智老年人进行认知功能训练，帮助失智老年人记住简单路线和联系方式。

（4）配备定位工具。照护人员可为失智老年人佩戴防走失手环（见图 6-11）、定位手表等定位工具。如果失智老年人有手机，还应在其手机上储存照护人员的联系方式。

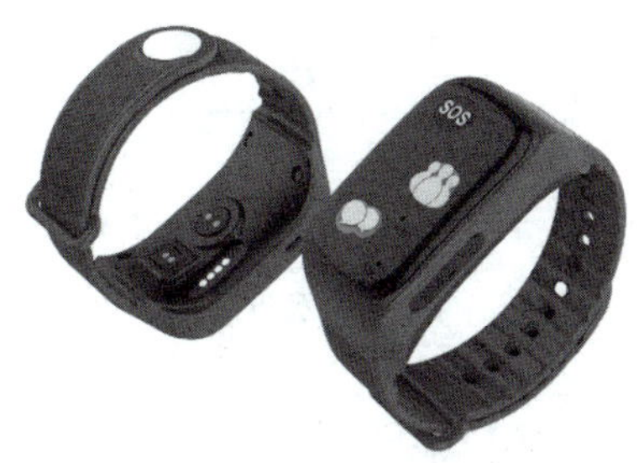

图 6-11　防走失手环

（二）走失应对措施

照护人员发现失智老年人走失后，应采取以下应对措施：

（1）对于配备定位工具的失智老年人，第一时间开启定位查找；对于未配备定位工具或无法查找定位的失智老年人，宜尽快确定失智老年人最后出现的时间、地点及最后的目击者，确定走失时间和大致范围。

（2）发动亲友及社区力量，及时在附近区域有组织地寻找。必要时，联系当地公安机关协助寻找。

（3）找到失智老年人后，宜让其卧床休息，减少体力消耗，并对其进行安抚。然后分析失智老年人走失原因，做好预防措施，防止其再次走失。

三、预防和应对失智老年人跌倒

失智老年人由于大脑反应迟缓，肢体协调功能减退，视力、听力下降，平衡能力差等原因，容易跌倒。失智老年人跌倒后，容易出现脑外伤，加重认知功能障碍，还可能出现肢体损伤，活动受限，严重者甚至死亡。

（一）跌倒风险评估

照护人员可使用 Morse 老年人跌倒风险评估表（见表 6-4）评估失智老年人跌倒风险，分析失智老年人跌倒风险因素，确定可干预因素，制订干预计划。

表 6-4　Morse 老年人跌倒风险评估表

评估项目	得分	评分标准
近 3 个月内跌倒史		0 分：近 3 个月内未发生过跌倒事件
		25 分：近 3 个月内发生过跌倒事件
超过 1 个医辽诊断		0 分：否
		15 分：是
行走是否需要使用辅助用具		0 分：不需要使用辅助用具/卧床休息/他人协助
		15 分：需要使用拐杖/手杖/助行架等辅助用具
		30 分：需要使用轮椅、平车
是否接受药物治疗		0 分：否
		20 分：是
步态/移动		0 分：步态正常/卧床不能移动
		10 分：双下肢虚弱乏力
		20 分：功能障碍
认知状态		0 分：有自主行为能力
		15 分：无控制能力
总分		

注：满分为 125 分，根据失智老年人所得总分将老年人跌倒风险评估结果划分为 3 个等级，分别是低风险（总分为 0～24 分）、中风险（总分为 25～44 分）、高风险（总分≥45 分）。

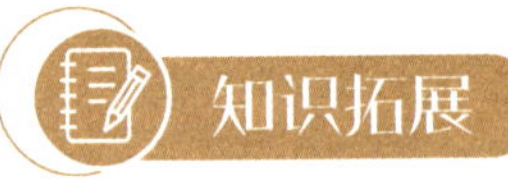

增加老年人跌倒风险的药物

一些老年人可能患基础疾病，需要长期使用某些药物。有些药物在发挥自身治疗作用的同时，会增加老年人跌倒风险。

（1）降压药物。使用降压药物可改变血管的收缩与舒张，导致体位性低血压（突然改变体位或长时间站立时发生的低血压），引起眩晕、晕厥和短暂意识丧失等不良反应。

（2）降糖药物。使用降糖药物可能导致低血糖，引起乏力、头晕等不良反应。

（3）抗精神病药物。抗精神病药物一般需要长期使用，使用这类药物易导致共济失

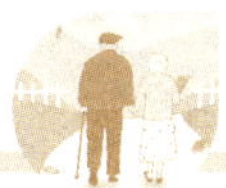

调（正常随意运动必需的屈、伸、展、收等肌群运动不协调所致的运动障碍），引起头晕、反应迟缓、眩晕和体位性低血压等不良反应。

（4）抗抑郁症药物及抗癫痫药物。使用这两类药物可能引起视力模糊、意识错乱等不良反应。使用抗抑郁症药物还可能导致嗜睡，使用抗癫痫药物还可能导致共济失调。

（5）强效利尿药物。使用强效利尿药物可使机体短时间内丢失大量体液和电解质，引起嗜睡，乏力，头昏，站立、步态不稳等不良反应。

虽然使用这些药物会增加老年人跌倒的风险，但只要照护人员提高用药知识水平，加强老年人预防跌倒的意识，减少不合理用药行为，密切观察老年人用药后的反应，就能有效预防和控制不良后果。

（资料来源：《这些药物在“偷偷”增加老年人跌倒的风险》，北青网，2023年3月22日）

（二）跌倒预防措施

照护人员可采取以下措施预防失智老年人跌倒：

（1）让失智老年人穿舒适、合身的衣物，穿防滑、舒适、大小合适的鞋子。

严防失智老年人容易跌倒的几个时刻

（2）让患老花眼的失智老年人佩戴老花镜，协助失智老年人使用合适的助行器，并为其准备移动式坐便器。

（3）保持失智老年人居住环境的地面清洁干燥，及时清理地面的杂物和过道中的障碍物，为失智老年人准备高度适宜的床和椅子，在失智老年人居室内安装日光灯、夜灯和紧急呼叫系统。

（4）提醒失智老年人调整生活方式，提醒内容包括但不限于：上下楼梯、如厕时应使用扶手；转身、转头时应动作缓慢；走路时应保持步态平稳，缓慢行走；起身、下床时应放慢速度。

（5）协助晚间需服用药物的失智老年人上床后再服药。

（6）协助失智老年人运动，锻炼其平衡能力等。

（三）跌倒应对措施

照护人员发现失智老年人跌倒时，不要急于扶起失智老年人，而应先判断其神志是否清醒，是否出现心搏骤停。如果出现心搏骤停，则立即对失智老年人实施心肺复苏并大声呼救，如果没有出现心搏骤停，则应检查失智老年人摔伤情况，视情况采取不同措施。

1. 外伤出血

根据外伤出血情况，采取不同的止血措施：

（1）外伤少量出血，一般表现为擦伤。照护人员可用清水初步清洗伤口，用干净的毛巾或纱布等按压止血，送医救治。

（2）外伤大量出血。照护人员可用干净的毛巾或纱布直接压迫伤口止血，并在受伤肢体的伤口近心端用止血带结扎止血，立即拨打急救电话。

2. 疑似软组织损伤

如果失智老年人肢体局部肿胀、疼痛、活动困难，但没有出现畸形的情况，表明其疑似软组织损伤。照护人员应搀扶其回到床上或用轮椅将其送回床上，抬高其受伤部位至超过心脏的位置，用布包裹冰袋后敷在患处，然后送医救治。

3. 疑似骨折

如果失智老年人出现肢体局部肿胀、剧烈疼痛、活动后疼痛加剧、畸形、活动障碍等，表明其疑似骨折。此时，照护人员不能移动失智老年人，应立即拨打急救电话。

4. 疑似脑出血

如果失智老年人出现头晕、头痛、恶心、呕吐、肢体无力或瘫痪、口眼歪斜、说话困难等症状，表明其疑似脑出血。照护人员应协助失智老年人仰卧在平整地面上，头偏向一侧，利于引流，以免造成误吸；解开失智老年人的衣领和裤带，保持呼吸道畅通。如果失智老年人牙关紧闭，照护人员应用毛巾或布包裹较硬且不易碎的勺子或筷子等塞在失智老年人牙间，防止其咬伤舌头。

四、预防和应对失智老年人噎食

噎食是指在进食时食物堵塞在咽喉部或卡在食管狭窄处，或误入气管导致通气障碍、呼吸困难，甚至窒息。失智老年人发生噎食时，会有以下表现：① 突然无法说话，呼吸困难；② 出现窒息性痛苦表现，通常以手按住颈部，手指口腔；③ 剧烈咳嗽，甚至出现吸气性呼吸困难，皮肤、指甲发绀，进而出现心搏骤停。

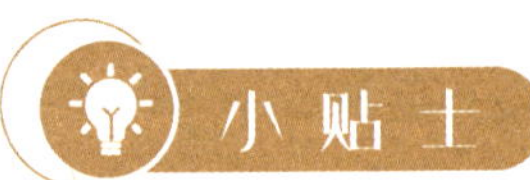

失智老年人发生噎食的原因：① 咀嚼能力较弱，存在吞咽障碍；② 因精神障碍出现抢食和暴食等行为。

（一）噎食预防措施

照护人员可采取以下措施预防失智老年人噎食：

（1）在失智老年人进食时，避免分散其注意力，在餐桌上只摆放必要的餐具，关闭电视、收音机等，不与失智老年人谈笑，减少人员走动。

（2）提前检查食物的温度、大小、软硬程度，避免给失智老年人食用果冻或糯米制品（如粽子、年糕等）。最好陪伴失智老年人进食，控制其进食速度和每一口的进食量。对于需要喂食的失智老年人，应在确定其口腔内食物咽下后再继续喂食。

（3）保持良好的进食体位，避免平躺进食。进食后保持进食体位 30 分钟。

（4）经常让失智老年人进行张嘴、闭嘴、伸缩舌头、微笑练习。

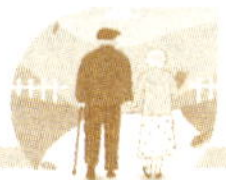

（二）噎食应对措施

照护人员发现失智老年人噎食后，应先让失智老年人弯腰、低头、张口，用中指和食指掏出异物；或者用手指、勺子等刺激失智老年人咽喉部，令其将异物吐出；或者一只手环抱失智老年人胸腹部，另一只手用掌根大力拍打失智老年人背部，利用气流将异物冲出。如果上述方法均无效，则需对失智老年人实施海姆立克急救法。海姆立克急救法分为立位腹部冲击法和仰卧位腹部冲击法。

1. 立位腹部冲击法

立位腹部冲击法适用于神志清醒且体形较瘦的失智老年人。照护人员协助失智老年人取站立位，然后按照以下步骤实施急救：

（1）站在失智老年人身后，双手环抱失智老年人腰部，叮嘱失智老年人低头、张口。

（2）一只手握拳，虎口顶在失智老年人上腹部（肚脐上方两横指处），另一只手握住握拳的手，双手用力快速向上、向内按压失智老年人的上腹部，如图 6-12 所示。重复上述操作，直至异物排出。

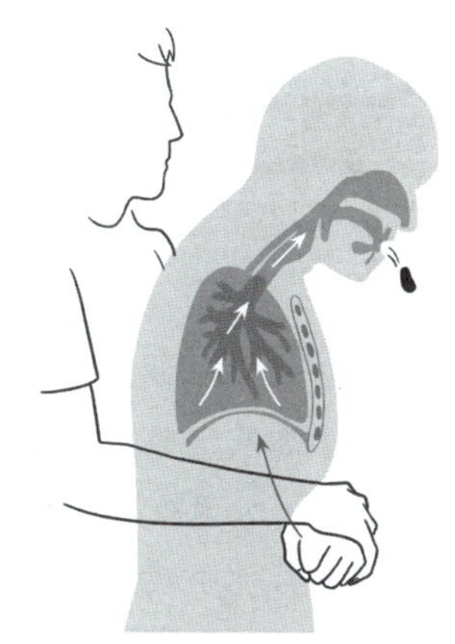

图 6-12　立位腹部冲击法示意图

2. 仰卧位腹部冲击法

仰卧位腹部冲击法适用于神志不清、体形肥胖或卧床的失智老年人。照护人员协助失智老年人取仰卧位，将头转向一侧并后仰，然后按照以下步骤实施急救：

（1）骑跨于失智老年人髋部，或跪于失智老年人一侧，一只手的掌根放在失智老年人上腹部，另一只手覆盖其上，掌根重叠，双手用力快速向上、向内按压失智老年人上腹部，如图 6-13 所示。重复上述操作，直至异物排出。

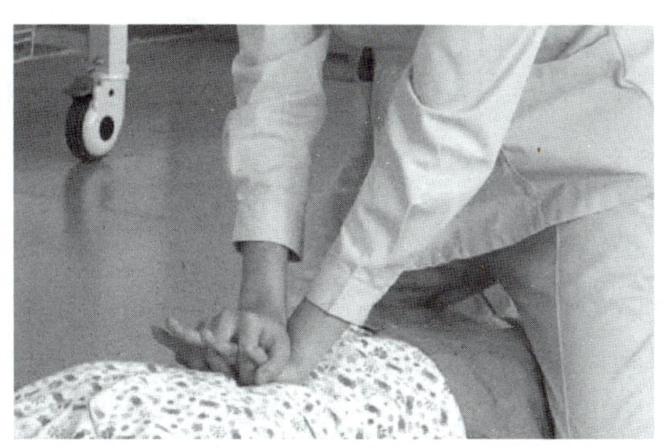

图 6-13　仰卧位腹部冲击法示意图

（2）用手掏出失智老年人口腔内的异物，及时检查失智老年人呼吸、心跳是否恢复正常。如果没有呼吸、心跳，应立即对其实施心肺复苏。

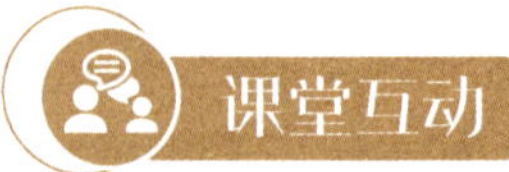

彭爷爷患有重度失智症，长期卧床。某天，彭爷爷的女儿来看望他，并喂他吃他喜欢的糍粑。突然，彭爷爷用手按住颈部，手指口腔，表情痛苦。

2人一组，1人扮演彭爷爷，1人扮演照护人员，模拟照护人员采用海姆立克急救法对彭爷爷进行急救的过程。

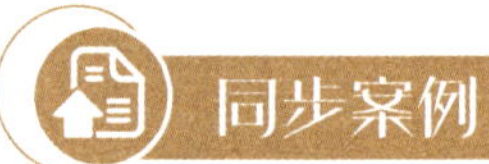

葛奶奶噎食的应对

葛奶奶，73岁，患有中度失智症，有暴食行为。某天，葛奶奶的女儿来看望她，为她带来了香蕉、葡萄。在女儿去卫生间洗葡萄时，葛奶奶自己拿起香蕉吃，结果出现剧烈咳嗽、呼吸困难、双眼直瞪等情况。

照护人员小钱立即赶来，打开葛奶奶的口腔查看，发现食物堵在咽喉部。小钱在让葛奶奶弯腰、低头，尝试用手掏出食物无果后，立即站在葛奶奶身后，对她实施海姆立克急救法。葛奶奶吐出香蕉后，小钱搀扶她坐下，并安慰道："奶奶，别害怕，下次吃东西小口小口吃，不要吃太快。"小钱协助葛奶奶漱口，然后对葛奶奶的家属进行失智老年人噎食的安全教育，指导他们了解噎食的预防和应对措施。

五、预防和应对失智老年人烫伤

失智老年人由于感知觉能力下降、反应迟钝等，对温度的敏感性降低，被烫到时不会立刻感觉到皮肤疼痛或有灼烧感。等到有感觉时，往往已经造成了皮肤烫伤。

（一）烫伤预防措施

照护人员可采取以下措施预防失智老年人烫伤：

（1）在洗澡和洗漱前，为失智老年人调试好水温。

（2）将食物、开水晾至温热时再让失智老年人食用或饮用，供失智老年人饮用的汤和水的温度不宜超过43℃。鼻饲时，鼻饲液的温度应控制在38～40℃。

（3）将热水瓶、饮水机等易使失智老年人烫伤的物品摆放在失智老年人不易碰到的地方。

（4）将热水袋用布包裹（见图6-14）后再让失智老年人使用，且水温不宜超过50℃。

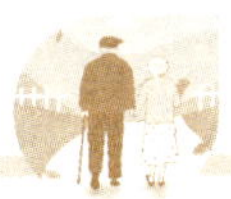

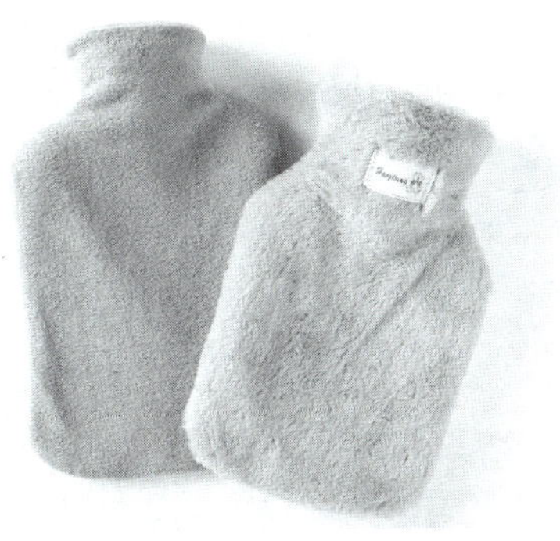

图 6-14　将热水袋用布包裹

（5）失智老年人进行热疗时，要告知他们治疗的目的、注意事项，严格执行操作规程，叮嘱他们不要随意触碰设备。

（二）烫伤应对措施

发现失智老年人被烫伤时，照护人员应立即使失智老年人脱离热源，安抚失智老年人，判断烫伤程度，然后根据烫伤程度采取相应措施。照护人员不要使用冰块冷敷烫伤部位，以免温度过低致使伤口恶化；也不要急切地脱掉失智老年人的衣物，以免撕裂水疱。

1．一度烫伤

一度烫伤为红斑性烫伤，烫伤部位皮肤轻度红肿、干燥、无水疱、痛感明显。对于一度烫伤的失智老年人，照护人员应立即用冷水冲洗或浸泡烫伤部位，进行冷却治疗，达到降温、减轻疼痛、防止产生水疱的目的。冷却 30 分钟左右或冷却至失智老年人不觉得疼痛后，用烫伤膏涂抹烫伤部位。

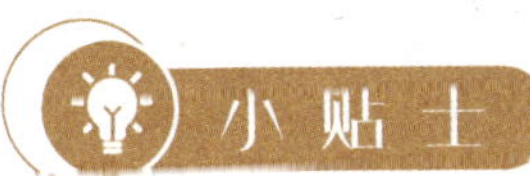

冷却治疗时，水温不能低于 5℃，以免冻伤。

2．二度烫伤

二度烫伤（见图 6-15）为水疱性烫伤，烫伤部位皮肤红肿、有水疱、痛感明显。对于二度烫伤的失智老年人，照护人员应先对烫伤部位进行冷却治疗，注意不要弄破水疱。如果水疱已破，则不能浸泡于水中，以防感染。待烫伤部位冷却后，迅速带失智老年人就医。

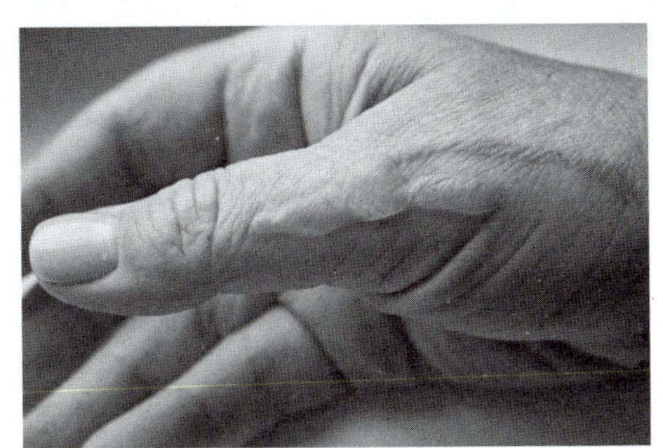

图 6-15　二度烫伤

3．三度烫伤

三度烫伤为坏死性烫伤，烫伤部位组织坏死，呈灰色或红褐色，甚至变黑、变焦，创面干燥坚硬。此时，由于神经受到损伤，受伤的人反而可能不觉疼痛。对于三度烫伤的失智老年人，照护人员应立即用敷料简单包扎，避免感染和再次损伤。不要擦涂药物，要保持创面清洁，然后迅速带失智老年人就医。

任务实施

失智老年人意外救护技能比赛

【任务描述】

班级举办失智老年人意外救护技能比赛，比赛内容包含 4 个项目，分别是模拟失智老年人心搏骤停现场救护、模拟失智老年人跌倒现场救护、模拟失智老年人噎食现场救护、模拟失智老年人烫伤现场救护。每个项目的比赛时间不得超过 5 分钟。教师发出开始指令后，学生方可进行操作。操作结束后，举手示意。

【实施要求】

（1）学生自由分组，8 人一组。

（2）每小组派出 2 人参加一个比赛项目，2 人轮流扮演照护人员和失智老年人进行意外救护模拟。各组同时进行模拟。

（3）其他学生和教师对各组成员的模拟情况进行打分。

学习成果自测

1. 填空题

（1）生命体征是指能观测到的维持人体生存的基本特征，包括________、________、脉搏、________、血压等。

（2）________是指由于身体局部组织长期受压，发生持续缺血、缺氧等而致的组织破损、溃烂、坏死。压疮最易发生在__________及受压部位。

（3）____________是人脑对客观世界的主观反映，包括感知觉、记忆、思维、意志和情绪等。

（4）__________是指心脏突然停止跳动，导致心脏射血功能突然终止的情况。

（5）海姆立克急救法分为________________和仰卧位腹部冲击法。

2. 选择题

（1）照护人员对杨爷爷进行了生命体征测量，并告知其结果均在正常范围内，则杨爷爷的生命体征可能是腋温为 36.5℃、心率和脉率为（　　）次/分、呼吸频率为（　　）次/分、

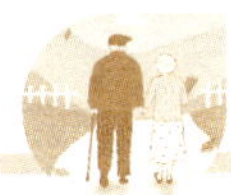

血压为（　　）毫米汞柱。

A．71；13；102/70　　B．85；14；112/72

C．99；15；127/65　　D．104；16；108/68

（2）照护人员协助失智老年人排痰时，宜在失智老年人进食后（　　）小时或进食前（　　）分钟进行胸部叩击，以免失智老年人呕吐，进而引起窒息。

A．1；15　　B．1；30

C．2；15　　D．2；30

（3）下列选项中，不属于失智老年人心理健康照护措施的是（　　）。

A．倾听失智老年人诉说烦恼

B．安排失智老年人做其感兴趣的事情

C．当失智老年人伤心时，让其独处

D．让失智老年人宣泄自己的情绪

（4）对失智老年人实施心肺复苏时，以（　　）次胸外心脏按压和（　　）次人工呼吸为1个周期。

A．15；1　　B．15；2

C．30；1　　D．30；2

（5）失智老年人突然发生噎食，下列做法正确的是（　　）。

A．让失智老年人喝水冲下异物

B．让失智老年人弯腰、低头，用中指和食指从口腔中抠出食物

C．立即拨打急救电话，等待救援人员到来后采取相应措施

D．让失智老年人自行咳出异物

3．简答题

（1）压疮预防措施有哪些？

（2）失智老年人的心理需求有哪些？

（3）简述失智老年人发生噎食的表现。

学习成果评价

请进行学习成果评价，并将评价结果填入表6-5中。

表 6-5　学习成果评价表

班级		组号		日期	
姓名		学号		指导教师	
项目名称	失智老年人健康促进和意外救护				
评价项目	评价内容	分值	自我评分	教师评分	
知识（40%）	生命体征测量、预防和应对压疮、预防骨质疏松症、协助排痰、用药照护的相关内容	15			
	失智老年人的心理特点、心理需求、心理健康的影响因素和照护措施	10			
	应对失智老年人心搏骤停的措施，预防和应对失智老年人走失、跌倒、噎食、烫伤的措施	15			
技能（40%）	能够对失智老年人进行身体健康促进	15			
	能够对失智老年人进行心理健康促进	10			
	能够对失智老年人进行意外救护	15			
素养（20%）	具备良好的学习态度	5			
	具备团队精神	5			
	弘扬中华民族孝亲敬老传统美德	5			
	强化服务意识	5			
合计		100			
总分（自我评分×40%+教师评分×60%）					
自我评价					
教师评价					

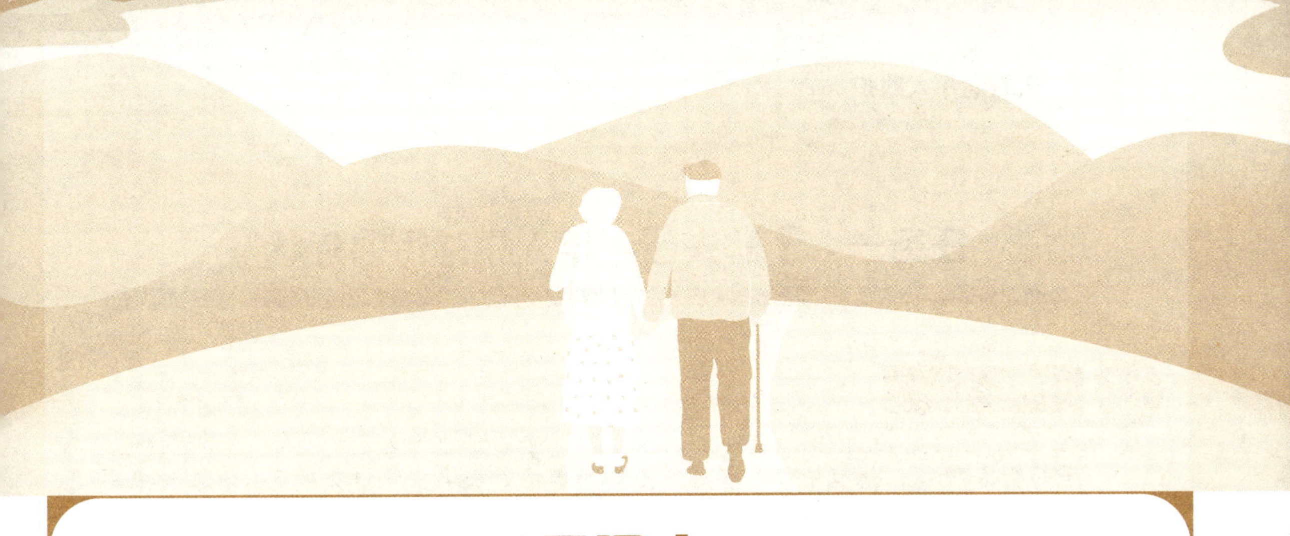

项目七
失智老年人精神行为症状及其预防和应对

项目引言

随着病程的进展，失智老年人可能会出现各种各样的精神行为症状。这不仅会影响失智老年人的日常生活和身心健康，还会增加照护人员的照护压力。照护人员应充分理解失智老年人，并采取相应措施预防失智老年人出现精神行为症状。在失智老年人出现精神行为症状后，照护人员应帮助失智老年人降低症状出现的频率、减轻症状，从而减少这些症状给失智老年人和照护人员带来的困扰。

知识目标

- 了解诱发失智老年人精神行为症状的因素。
- 熟悉常见的失智老年人精神行为症状。
- 掌握失智老年人精神行为症状的预防措施。
- 掌握常见失智老年人精神行为症状的应对措施。

素质目标

- 弘扬尊老敬老的传统美德，担起爱老助老的共同责任。
- 培养敬业、精业、乐业的精神，增强职业价值感和使命感。

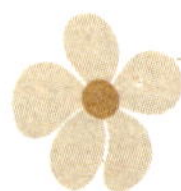

任务一　了解失智老年人精神行为症状

任务导入

王奶奶，79岁，患有中度失智症。王奶奶曾经是一名中学语文教师，喜欢读书写字，待人温和有礼。3年前，王奶奶的家人发现她经常自言自语、说脏话。如果陌生人离她比较近，她会朝人吐口水或者骂人。王奶奶照镜子时，还会与镜子里的自己对话，甚至殴打镜子里的自己，认为“她”挡了自己的路。

某天，和儿子路过商场时，王奶奶看到商场在开展促销活动，就上前把活动用的水果、零食等放入自己的口袋中。儿子阻止王奶奶时，王奶奶非常生气，不承认自己拿了东西。

每天晚上睡觉前，王奶奶都会四处游荡，说老伴不见了，要去找老伴。但实际上，王奶奶的老伴4年前就去世了。

思考：

（1）常见的失智老年人精神行为症状有哪些？

（2）上述案例中，王奶奶出现了哪些精神行为症状？

一、诱发失智老年人精神行为症状的因素

（一）个人因素

诱发失智老年人精神行为症状的个人因素具体如下：① 失智老年人大脑发生病变，导致其出现精神障碍，无法控制自己的情绪和行为；② 失智老年人感觉身体不适时，无法向照护人员清楚地表达；③ 一些失智老年人保存着部分远期记忆，可能因过去的事件产生负面情绪。

（二）照护人员因素

照护人员的态度、语言和行为不当，都可能诱发失智老年人的精神行为症状。诱发失智老年人精神行为症状的照护人员因素具体如下：① 不能理解失智老年人，对待失智老年人缺乏耐心、态度冷漠；② 不能及时满足失智老年人的需求，令其感到不快；③ 采用的沟通技巧和照护方式不当，令失智老年人感到不舒服，如不了解失智老年人的生活经历、宗教信仰、文化习俗等而做出令其反感的事情。

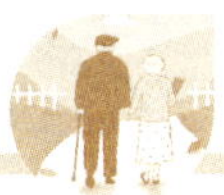

（三）生活环境因素

诱发失智老年人精神行为症状的生活环境因素具体如下：① 生活环境改变，如从家里搬到养老机构或常用物品的位置发生变化，让失智老年人无法适应；② 生活环境过于嘈杂、色彩单调、光线太强或光线不足、缺乏隐私保护等，令失智老年人感到不适。

（四）家庭和社会因素

失智老年人常因缺乏安全感而出现精神行为症状。良好的家庭氛围和充分的社会支持能够让他们感到他人对自己的善意，产生安全感。而不良的家庭氛围（如家人指责、嫌弃他们或缺乏家人陪伴等）和社会上其他人员的误解和歧视等，可能导致失智老年人产生不良情绪，进而出现精神行为症状。

二、常见的失智老年人精神行为症状

（一）情感淡漠

情感淡漠是指内心情感体验贫乏，对外界刺激缺乏情感反应的精神病理状态。失智老年人出现情感淡漠的具体表现包括面部表情冷淡、视亲朋好友如陌生人、对切身利益和周围事物漠不关心、对任何事情都不感兴趣等。失智老年人出现情感淡漠症状时，一般不会影响到其他人，因此该症状比较容易被忽略。

（二）幻觉

幻觉是指在没有刺激的情况下产生的虚假的知觉体验，按不同的感觉器官可分为幻视、幻听、幻嗅、幻味、幻触等，其中最常见的是幻视和幻听。例如，失智老年人看见窗外有猛兽对自己虎视眈眈。又如，失智老年人听见有人命令自己去伤人。失智老年人产生幻觉时，常常会感到害怕，甚至出现暴力行为。图 7-1 是因幻听而感到害怕的失智老年人。

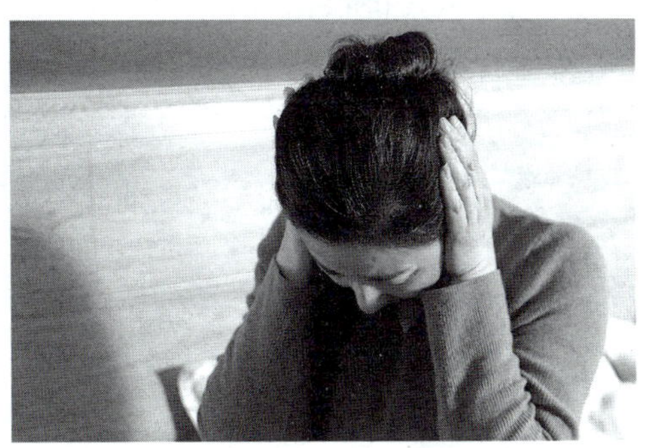

图 7-1　因幻听而感到害怕的失智老年人

（三）妄想

妄想是指对歪曲的信念、病态的推断或判断坚信不疑，无法被说服，也不能通过自身的体验和经历加以纠正的心理现象。失智老年人出现妄想症状时，容易产生负面情绪，从而伤

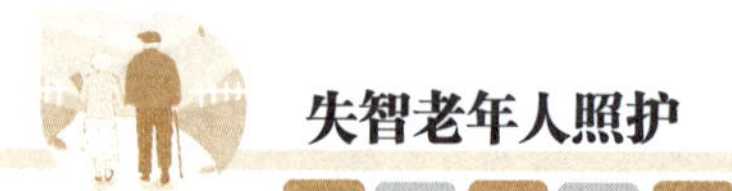

害自己或他人。

失智老年人妄想的形式是多种多样的，常见的有以下几种：① 被害妄想，坚信自己受到某人的迫害；② 疑病妄想，在没有事实根据的情况下认为自己患了某种疾病；③ 钟情妄想，在没有事实根据的情况下坚信别人深爱着自己；④ 关系妄想，认为周围环境中一些与自己无关的事物都与自己有关；⑤ 罪恶妄想，在没有事实根据的情况下认为自己犯了严重的错误，甚至认为自己罪大恶极、死有余辜，因此应受到惩罚。

（四）错认行为

失智老年人易产生错觉。错觉是指在特定条件下，个体对客观事物产生的具有某种固定倾向的歪曲的知觉，即对事物的感知与实际不符。例如，失智老年人认为马路上车辆行驶的声音是水流动的声音。

失智老年人产生错觉后会出现错认行为，具体表现如下：① 无法正确认出熟悉的人、物品、地点等，如将照护人员错认为自己的子女；② 错把电视上报道的事件当成现实事件、将镜子中的自己误认为其他人等。失智老年人出现错认行为时，可能出现走失、自伤等情况。

（五）重复行为

失智老年人出现重复行为的具体表现如下：重复问同样的问题、重复说一件事、重复做一件事（如不停地翻口袋、揉搓衣角等）。失智老年人出现重复行为时，很少会伤害自己或他人，但会影响照护人员的工作。

（六）攻击行为

攻击行为是指在愤怒或有敌意时出现的伤害他人的行为，包括躯体攻击行为（如打人、踢人、抓人、咬人等）和语言攻击行为（如吼人、骂人等，见图 7-2）。在照护人员协助失智老年人穿脱衣物、洗澡时，失智老年人可能误以为照护人员要侵犯或攻击自己，觉得自身安全受到威胁，从而采取攻击行为进行防卫。

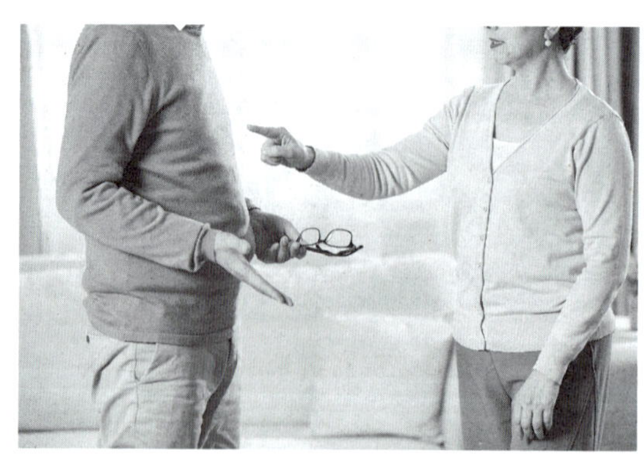

图 7-2　语言攻击行为

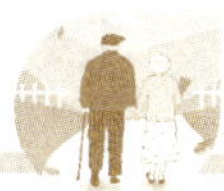

（七）激越行为

激越行为是指不能用特定需求或意识混乱来解释的某些不恰当的语言、声音和行为。多数失智老年人会出现不同程度的激越行为，表现为紧张、焦躁不安、易怒、大声喊叫、肢体活动过多、撕扯物品等症状，甚至出现攻击行为。

（八）游荡行为

游荡行为又称徘徊行为，是指不停走动的行为。有的失智老年人甚至可能日夜不眠，持续游荡。适度游荡对失智老年人是有益的，可以促进失智老年人身心健康，满足其社交需要。但游荡也存在风险，容易导致失智老年人跌倒、走失等。

（九）跟脚行为

有的失智老年人不想让某个人（如照护人员）离开他们的视线并时刻跟随其后，这种行为称为跟脚行为。跟脚行为是失智老年人消除恐惧感的一种方式，但容易对他人造成困扰。

“形影不离”的张爷爷

（十）收藏癖

收藏癖是指喜好收集与保藏物品，特别是毫无用途的废旧物品，在程度上超出了正常范围的现象。收藏癖是失智老年人缺乏安全感的表现，用各种物品填满屋子可以使其感到踏实、安全。失智老年人常常会收藏某些特定物品，如空瓶子、石头、纸巾等看起来没有使用价值和储藏价值的物品。一般来说，随着病程的进展，失智老年人管理物品的能力会越来越差，会将收藏的物品乱堆乱放。

同步案例

喜欢收藏垃圾的江奶奶

江奶奶以前特别爱干净，把家里打扫得一尘不染。近来，江奶奶的儿子发现江奶奶经常带很多垃圾回家，如用过的纸巾、快餐盒等，并将这些垃圾放在客厅的储物柜里。儿子想将这些垃圾扔掉，但江奶奶不同意，并且带回家的垃圾越来越多。

儿子对江奶奶收藏垃圾的行为感到十分苦恼，便带江奶奶去医院就诊，医生诊断出江奶奶患有失智症。医生对江奶奶的儿子解释道：“您母亲的这种行为是收藏癖，这是失智老年人精神行为症状的一种。将来她还可能出现其他症状，您要理解她的这些行为是疾病所致。”

（十一）日落综合征

日落综合征是一种在下午、傍晚或晚上出现的症状。失智老年人出现日落综合征的具体表现为在早上头脑清醒、情绪稳定或嗜睡，到下午、傍晚或晚上时出现定向力障碍、意识混乱、坐立不安、游荡、焦虑加重等症状。

（十二）其他精神行为症状

其他精神行为症状包括拒绝行为（如拒绝洗澡、拒绝进食等）、当众脱衣物、睡眠障碍、玩弄排泄物、异常性行为等。

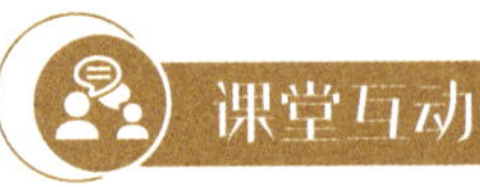

判断下列症状分别属于哪种精神行为症状：

（1）失智老年人怀疑有人在自己的饭菜里下毒。

（2）照护人员去哪里，失智老年人就跟着去哪里。

（3）失智老年人一到晚上就喜欢四处游荡。

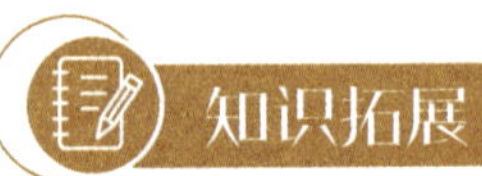

谵妄

如果失智老年人突然出现精神行为症状，并且出现明显的意识障碍，这可能是谵（zhān）妄的发病迹象。谵妄是一种意识混乱、注意力不集中及存在认识障碍的状态，会因心理疾病而急性发作，主要表现为意识清晰度下降，同时可能出现感知觉异常、行为过度活跃、易激惹（一种不适当的反应过度的精神病理状态，包括烦恼、急躁或愤怒）或抑制、思维紊乱、情绪焦虑或茫然等症状。

当失智老年人出现谵妄的症状时，照护人员必须尽快将失智老年人送医，同时需要控制失智老年人的行为，以免失智老年人做出伤害自己或他人的行为。

任务实施

制作失智老年人精神行为症状科普视频

【任务描述】

搜集有关失智老年人精神行为症状的资料，结合所学知识，制作失智老年人精神行为症状科普视频。

【实施要求】

（1）5～8 人一组，从中选出一名小组长，由小组长负责本次任务实施的具体分工。

（2）每小组搜集相关文字、图片、视频资料，了解精神行为症状是什么、出现精神行为症状的原因有哪些以及一些精神行为症状的具体表现，并将这些资料汇总，制作成科普视频。视频时长为 5～10 分钟。

（3）以小组为单位在课堂上展示本小组的视频，教师进行点评。

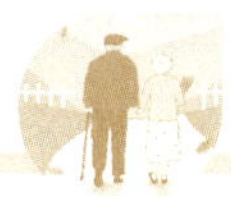

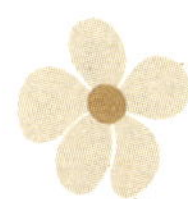

任务二 预防和应对失智老年人精神行为症状

任务导入

蔡爷爷患有中度失智症，总是怀疑自己的老伴齐奶奶有外遇。但是自从蔡爷爷被诊断为失智症后，齐奶奶就很少出门，几乎一直陪在蔡爷爷身边。齐奶奶每天早上出门买菜时，蔡爷爷都会打电话质问齐奶奶为什么不回家，是不是在和别人约会。齐奶奶买菜回家后，蔡爷爷会发脾气，指责齐奶奶不检点，无论齐奶奶怎么解释都无济于事。

后来，家人将蔡爷爷送到养老机构。蔡爷爷入住养老机构后，病情进一步加重，经常拒绝进食，向照护人员控诉齐奶奶的“不忠行为”，想外出去找齐奶奶对质，于是在养老机构内四处游荡。

每次蔡爷爷斥责齐奶奶时，照护人员都会耐心倾听并开导蔡爷爷。蔡爷爷想外出去找齐奶奶时，照护人员就会说“我陪您去找”，接着在途中会用其他事情转移蔡爷爷的注意力，然后带蔡爷爷回房间。照护人员还为蔡爷爷安排了一些日常活动，了解到蔡爷爷喜欢看电视剧后，每天都会和蔡爷爷一起看电视剧，讨论剧情。慢慢地，蔡爷爷的症状有所改善。齐奶奶来看望蔡爷爷的时候，蔡爷爷也不再像以前一样指责齐奶奶，还留下了齐奶奶的照片，时常拿出来翻看。

思考：

（1）如何预防失智老年人出现精神行为症状？

（2）如何应对失智老年人的妄想症状和游荡行为？

一、失智老年人精神行为症状的预防措施

（一）避免改变环境

失智老年人对新环境的适应能力较差，照护人员应尽量让失智老年人生活在熟悉的环境中，避免频繁改变失智老年人居室内家具的摆放位置。如果要为失智老年人更换住所，照护人员可以在失智老年人的新住所中放置失智老年人熟悉的物品，让他们产生熟悉感，以帮助他们更快地适应新环境。照护人员还可以根据失智老年人的习惯和喜好摆放物品。

（二）适当安排活动

照护人员可以安排失智老年人做一些力所能及的家务，如整理房间、择菜等，也可以组织他们参加一些娱乐活动，如看电影、做游戏等。此外，还可安排失智老年人进行适当的体育锻炼。但应注意，不要强迫失智老年人参加任何活动，活动强度也不要超出他们的能力范

围，以免影响他们参加活动的积极性。

（三）观察和总结诱发因素

照护人员平时应细心观察和总结失智老年人出现精神行为症状的诱发因素，从而采取有针对性的预防措施。例如，有的失智老年人在嘈杂的场所容易出现激越行为，照护人员应避免让失智老年人前往这类场所。

（四）多感官刺激

如果失智老年人的病情允许，照护人员可以在失智老年人居室内放置能刺激其感官的物品，或者让失智老年人进入多感官刺激室（见图 7-3），通过看色彩鲜艳的物品、听音乐、品尝食物、触摸物品和闻气味，对失智老年人进行多感官刺激。

如何创设多感官刺激室

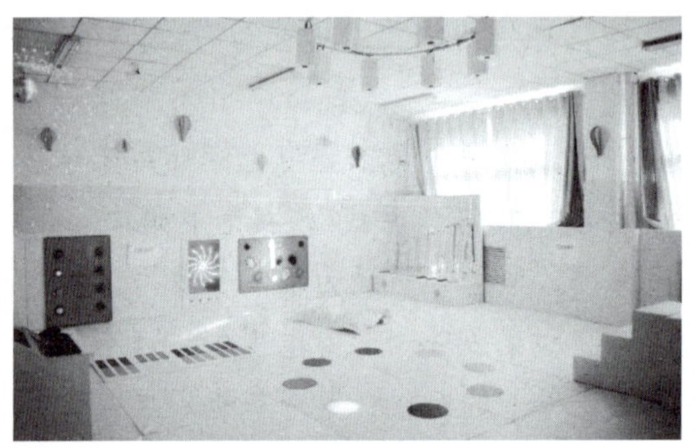
图 7-3　多感官刺激室

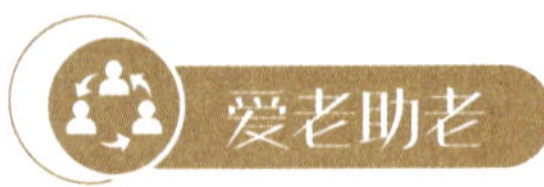

多感官刺激——改善精神行为症状的良方

TK 养老机构打造多感官刺激室，通过灯光、音乐、香气、触觉物体、食物等媒介，为失智老年人提供视觉、听觉、嗅觉、触觉、味觉等多种感觉的刺激，以帮助其唤起积极的记忆和情感，改善精神行为症状。

施爷爷，82 岁，患有重度失智症，几个月前入住 TK 养老机构。为了预防施爷爷出现精神行为症状，TK 养老机构的照护团队首先对施爷爷进行了专业评估。除了日常生活活动能力评估和认知功能评估，照护团队还重点评估了他的感官偏好、人生经历等，然后为他制订了一套符合其能力水平、人生经历和喜好的照护方案，并让他进入多感官刺激室体验多感官刺激。

TK 养老机构为施爷爷布置多感官刺激室时主要遵循以下原则：① 根据施爷爷的偏好尽可能多地提供刺激源，充分满足施爷爷的感官刺激需求，屏蔽不相关的刺激源，突出其中的 1～3 种刺激源，以帮助施爷爷形成注意焦点；② 让施爷爷自己决定体验过程，

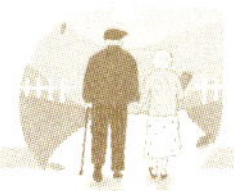

自由探索；③ 注重环境整洁，贴近生活，避免过于花哨的装饰。

一段时间后，施爷爷的状况得到了明显的改善，尤其是精神行为症状方面最为明显。在睡眠方面，他由原来每天只能睡4小时，增加到8小时。

（五）巧妙沟通

照护人员应了解失智老年人有哪些精神行为症状，并采用合适的沟通技巧与失智老年人沟通，不要说出伤害失智老年人自尊心的话。在照护失智老年人的过程中，照护人员可巧妙地创造机会与失智老年人谈论往事。例如，照护人员在陪失智老年人看照片、看老电影时，可引导失智老年人回忆往事并与其谈论。

二、常见失智老年人精神行为症状的应对措施

当失智老年人出现精神行为症状时，照护人员应保持冷静，充分理解他们，不批评、指责他们，观察其具体表现，分析原因，并采取恰当的应对措施。如果失智老年人的精神行为症状较严重且得不到缓解，照护人员应寻求专业人士的帮助，采用合适的治疗方法。

（一）应对情感淡漠

照护人员发现失智老年人出现情感淡漠的症状时，可采取以下措施：

（1）主动关心失智老年人，了解失智老年人的需求，提供适当的照护服务。必要时，可对失智老年人进行怀旧治疗。

（2）鼓励并陪伴失智老年人参加活动，让失智老年人保持心情愉悦，逐渐对外界事物产生兴趣。

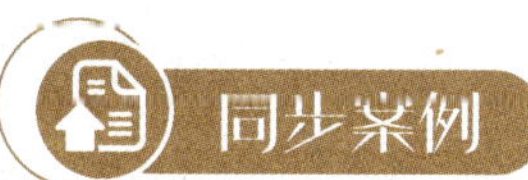

彭奶奶情感淡漠症状的应对

彭奶奶患有中度失智症，现居住在某养老机构。最近，照护人员发现彭奶奶总是独自一人坐在房间里。彭奶奶的子女经常带很多东西来看望她，但彭奶奶仍然毫无反应。

针对该情况，照护人员加大了对彭奶奶的关注力度，发现在自己打扫彭奶奶房间时，彭奶奶的视线会一直跟随自己。于是，照护人员便鼓励彭奶奶与自己一起打扫房间。平时，照护人员还会让彭奶奶多看子女送她的东西，鼓励彭奶奶聊一聊子女的事情和她年轻时的事情。一段时间后，彭奶奶情感淡漠的症状明显减轻，和几位照护人员也建立起了友好的关系，经常主动和他们说话。

（二）应对幻觉

照护人员发现失智老年人产生幻觉时，可采取以下措施：

（1）不要否定失智老年人，鼓励他们说出幻觉的内容，对他们表示理解、认同，陪伴在他们身边，告诉失智老年人并没有危险，不要害怕。

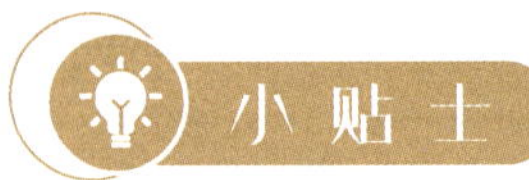

小贴士

失智老年人因产生幻觉而害怕时，照护人员不能让其独处。

（2）检查环境中是否存在可能引起幻觉的噪声或影像，并及时处理。例如，如果发现墙上或地板上的图案、影子会让失智老年人产生幻觉，照护人员可将窗帘拉起来。

（3）利用感官冲突消除幻觉。例如，失智老年人产生幻视时，照护人员可以让他们触摸幻视的地方，以消除幻视。

（三）应对妄想

照护人员发现失智老年人出现妄想症状时，可采取以下措施：

（1）不要否定失智老年人，鼓励他们说出妄想的内容，对他们表示理解、认同，安抚他们，主动帮助他们解决问题。如果失智老年人总是反映某件物品被偷了，照护人员可以为其准备相似或相同的物品。

（2）巧妙转移话题或者让失智老年人做其他事情，以转移失智老年人的注意力。

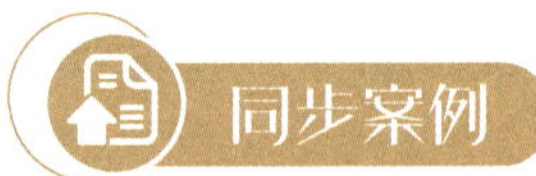

同步案例

袁奶奶妄想症状的应对

袁奶奶患有中度失智症，与老伴感情很好。6年前，袁奶奶的老伴去世后，袁奶奶便搬去和女儿一起居住。女儿由于工作繁忙，所以请居家照护人员小丽来照护袁奶奶。袁奶奶经常和小丽说有人偷了老伴送给自己的项链。袁奶奶的女儿告诉小丽，袁奶奶以前也经常说有人偷了那条项链，但其实是袁奶奶自己把项链藏在了客厅的电视柜里。

一天，袁奶奶再次和小丽说有人偷了项链，并且情绪十分激动。小丽温柔地安抚袁奶奶道：“奶奶，别着急，我陪您一起找找。”小丽带着袁奶奶在她的房间里找了一圈后说：“奶奶，这个房间没有，我们去客厅找找看。”小丽在客厅寻找一番后，打开电视柜，拿出项链，激动地说：“奶奶，找到项链了。”袁奶奶说：“找到了就好，肯定是小偷拿过来的，小偷肯定还会再来。”小丽安抚道：“那我们去找警察帮忙好不好？既然要出门，我们就去冰箱看看缺什么菜，顺便去买菜。”随后，袁奶奶的注意力就转移到买菜这件事情上了。

（四）应对错认行为

照护人员发现失智老年人出现错认行为时，可采取以下措施：

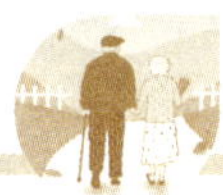

（1）如果失智老年人认错人或物品，可以适当提醒失智老年人，并进行简单的说明，但不要与其争论对错。

（2）如果失智老年人错拿了他人的物品，不要责备失智老年人，可以向他人解释失智老年人的情况以争取得到谅解，同时巧妙转移失智老年人的注意力，再将物品放回原位。

（3）在失智老年人经常使用的物品上做上特殊标记，以便失智老年人识别。如果失智老年人辨认房间有困难，照护人员可以在门上贴上失智老年人能够辨认的图片（见图 7-4），以帮助失智老年人辨认房间的位置。

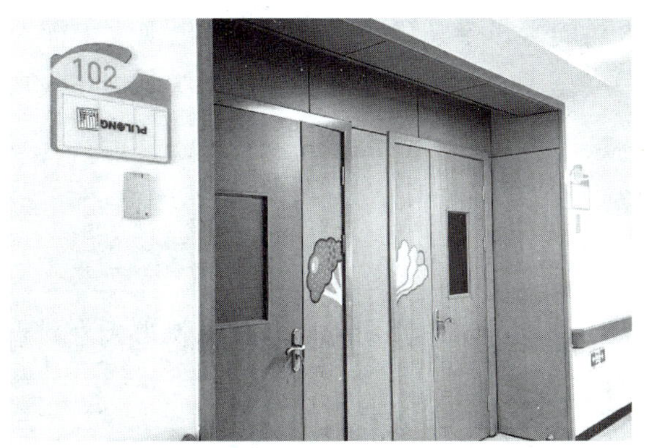

图 7-4　在门上贴上失智老年人能够辨认的图片

（五）应对重复行为

照护人员发现失智老年人出现重复行为时，可采取以下措施：

（1）不要强行制止失智老年人的重复行为，而应接受失智老年人的重复行为，或者引导其将重复行为转变为做一些力所能及的事情。例如，如果失智老年人总是用手摸桌子，照护人员可以给失智老年人一块抹布，请其帮忙擦桌子，如图 7-5 所示。如果失智老年人总是重复问同一个问题，照护人员可以将答案写在纸上，让失智老年人随时查看。

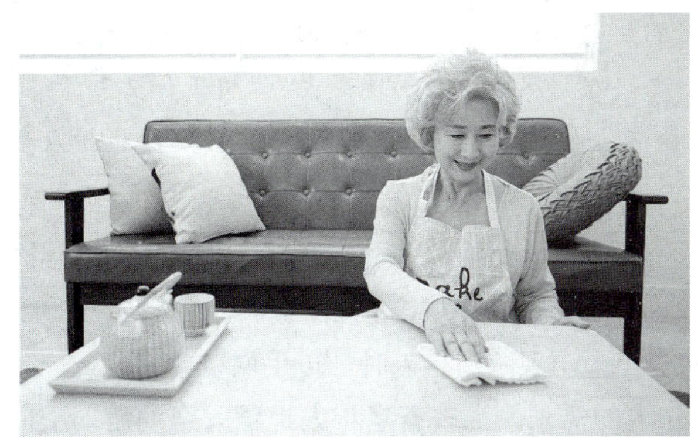

图 7-5　让失智老年人帮忙擦桌子

（2）安排失智老年人参加一些活动，丰富失智老年人的生活，让其不会因为感到无聊而出现重复行为，并对失智老年人进行记忆力训练。

（六）应对攻击行为

照护人员发现失智老年人出现攻击行为时，可采取以下措施：

（1）做好安全防范，将失智老年人周围的危险物品收好，以免失智老年人伤害自己或他人。

（2）温柔地安抚失智老年人，让失智老年人感受到照护人员的善意。如果无法安抚失智老年人，应及时寻求他人帮助。

（3）转移失智老年人的注意力，帮助失智老年人平复情绪。

（4）如果是照护人员的操作令失智老年人误解而出现攻击行为，照护人员应采取措施和失智老年人建立信任关系，在进行任何操作前都告知失智老年人自己将要做什么，以取得其理解和配合。

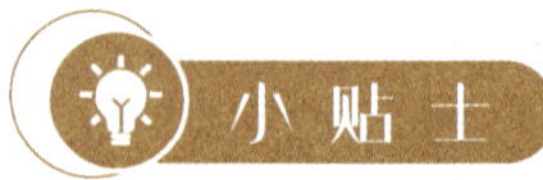

当失智老年人出现攻击行为时，照护人员不可以使用武力制止或给失智老年人滥用药物。

（七）应对激越行为

照护人员发现失智老年人出现激越行为时，可采取以下措施：

（1）安抚失智老年人，鼓励失智老年人说出原因并耐心倾听，同时观察失智老年人的行为举止，做好安全防范，以免失智老年人伤害自己或他人。

（2）及时向他人说明失智老年人的情况，取得他人理解，以免失智老年人被孤立、歧视。

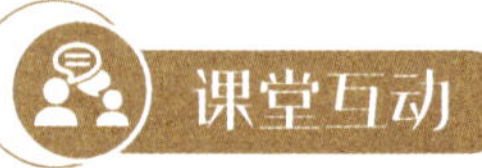

照护人员协助沈奶奶进食前，想帮助她在脖子上围一条毛巾。在照护人员把毛巾放到沈奶奶脖子上时，沈奶奶突然情绪激动地说：“你想干什么？”

2 人一组，1 人扮演沈奶奶，1 人扮演照护人员，模拟照护人员应对沈奶奶激越行为的情景。

（八）应对游荡行为

照护人员发现失智老年人出现游荡行为时，可采取以下措施：

（1）满足失智老年人的需求，为失智老年人提供安全的游荡空间，做好防走失、防跌倒措施。

（2）安抚失智老年人，转移失智老年人的注意力，并将失智老年人带回安全的地方（见图 7-6）。

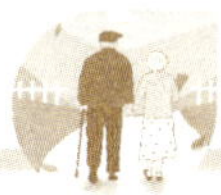

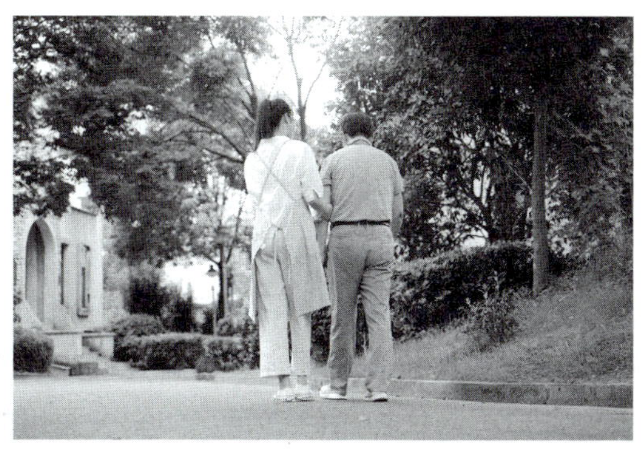

图 7-6　将失智老年人带回安全的地方

（3）在失智老年人因游荡而走失时，及时寻回并安慰他们，陪伴在他们身边，让他们感受到被关心。

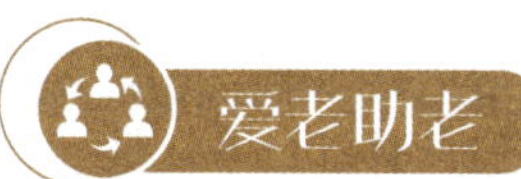

守护最美“夕阳红”

照护人员小姜的一天，往往是在哄“老小孩”中度过的。某天晚上，小姜看到养老机构的树林里有一位老年人扛着一个用床单裹成的行囊，一副要出门的模样。小姜马上意识到，这大概是失智老年人出现游荡行为了。看到他昂首挺胸地走路的姿势，小姜猜测他是一位退伍老兵，便尝试着询问：“爷爷，您以前是不是当过兵？能给我讲述您当兵时的故事吗？”这位老年人听罢，就滔滔不绝地讲起来。这时，小姜连忙趁热打铁地说道：“您房间里面有军功章吗？我们可以一起回去看军功章吗？”这才把他“哄”上了楼。“面对这样的失智老年人，我们一定要想办法转移他们的注意力，就像哄一个大宝宝一样。”小姜总结着经验。

小姜一直记得师父说的那句话——“衰老是每个人必经的旅途，我们要做的就是让老年人有尊严地活下去”。

资料来源：姚雪青，《用青春守护最美“夕阳红”》，《人民日报》，2023 年 5 月 19 日

（九）应对跟脚行为

照护人员发现失智老年人出现跟脚行为时，可采取以下措施：

（1）在日常生活中，多关心失智老年人，为失智老年人营造安全的居住环境，以增强其安全感。

（2）利用跟脚行为，鼓励和引导失智老年人做一些力所能及的事情。

（3）在短暂离开失智老年人时，可以让失智老年人在自己离开期间听自己的音频或看自己的视频，也可以让其做其他活动，还可以请其他失智老年人信任的人帮忙照护。

（4）用心观察，寻找可以给失智老年人带来安全感的替代品。例如，一位失智老年人

不睡觉，一直跟着照护人员，原因是他不习惯独自睡觉。照护人员便在他身边放了一个毛绒玩偶，以帮助他入睡。

（十）应对收藏癖

照护人员发现失智老年人出现收藏癖时，可采取以下措施：

（1）询问失智老年人收藏物品的原因。如果他们有明确的理由，且这一行为不影响日常生活，可以让他们将物品存放在固定位置，并定期了解有哪些新增物品。

（2）减少失智老年人居室内可以藏物品的空间，如撤去无用的柜子、箱子等。有的失智老年人在物品无处可藏时，会慢慢改变收藏癖。

（3）当失智老年人忘记收藏了什么物品时，可以慢慢丢掉一些无用的物品。

（十一）应对日落综合征

照护人员发现失智老年人出现日落综合征时，可采取以下措施：

（1）缩短失智老年人白天睡觉的时间，下午尽量让失智老年人参加户外活动。

（2）傍晚时尽早开灯，保证室内光线充足。

任务实施

精神行为症状应对模拟

【任务描述】

严奶奶，79 岁，患有中度失智症，已出现多种精神行为症状，现住在某养老机构中。请以小组为单位，从以下情景中选择 1～2 个情景（或自行设置情景），模拟照护人员应对严奶奶的精神行为症状：

（1）刚入住养老机构时，严奶奶经常将照护人员认成以前与她关系不好的同事。照护人员协助严奶奶进食时，她突然大发雷霆，说道：“你来我家做什么？你是不是想偷偷在我的饭菜里下毒？我就知道你不安好心，你快给我滚！”

（2）严奶奶总是会重复问同一个问题，或者重复做之前做过的事情。某天，严奶奶一直向照护人员说：“我要回家，我儿子在家等我呢。可是我不认识回家的路了，你能送我回家吗？”

（3）严奶奶很依赖照护人员，总是跟着照护人员。照护人员帮严奶奶整理衣物时，严奶奶就一直站在照护人员身后。

（4）照护人员在严奶奶的衣柜里面发现了一些比较脏的空塑料瓶、饭盒，这些物品已经散发出臭味。

【实施要求】

（1）学生自由分组，2 人一组。

（2）小组成员 1 人扮演严奶奶，1 人扮演照护人员，进行照护人员应对严奶奶精神行

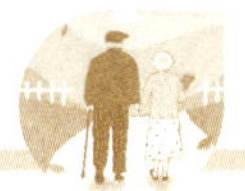

为症状的情景模拟。

（3）教师对各小组的模拟情况进行点评。

学习成果自测

1. 填空题

（1）_________是指在没有刺激的情况下产生的虚假的知觉体验，按不同的感觉器官可分为幻听、幻视、幻嗅、幻味、幻触等，其中最常见的是_________和_________。

（2）_________是指失智老年人对歪曲的信念、病态的推断或判断坚信不疑，无法被说服，也不能通过自身的体验和经历加以纠正的心理现象。

（3）攻击行为是指在愤怒或有敌意时出现的伤害他人的行为，包括_____________和_____________。

（4）__________是指喜好收集与保藏物品，特别是毫无用途的废旧物品，在程度上超出了正常范围的现象。

（5）失智老年人精神行为症状的预防措施包括_______________、适当安排活动、观察和总结诱发因素、多感官刺激和_______________。

2. 选择题

（1）失智老年人将镜子中的自己误认为其他人，该症状属于（　　）。

A．妄想　　B．幻觉
C．错认行为　　D．情感淡漠

（2）照护人员发现失智老年人出现攻击行为时，可采取的措施是（　　）。

A．用武力制止失智老年人　　B．安抚失智老年人
C．让失智老年人独自待着　　D．联系家属处理

（3）以下症状属于游荡行为的是（　　）。

A．坐在椅子上不停扭动　　B．在房间内四处走动
C．在公共场合脱衣服　　D．对着空气说话

（4）照护人员发现失智老年人出现了跟脚行为但不得不短暂离开时，不可以（　　）。

A．命令失智老年人不要一直跟着自己，然后独自离开
B．向失智老年人表明自己只离开几分钟，并为失智老年人播放自己的视频
C．利用跟脚行为，让失智老年人做家务
D．寻找可以给失智老年人带来安全感的替代品代替自己陪着失智老年人

（5）照护人员发现失智老年人出现日落综合征时，可采取的措施是（　　）。

A．让失智老年人白天少晒太阳

B．尽量保证傍晚时失智老年人的居室灯光明亮

C．天黑后才打开失智老年人居室内的灯

D．让失智老年人白天尽量不要活动

3．简答题

（1）诱发失智老年人精神行为症状的因素有哪些？

（2）简述失智老年人出现错认行为的具体表现。

（3）发现失智老年人出现情感淡漠症状时，可采取哪些应对措施？

学习成果评价

请进行学习成果评价，并将评价结果填入表 7-1 中。

表 7-1　学习成果评价表

班级		组号		日期	
姓名		学号		指导教师	
项目名称	失智老年人精神行为症状及其预防和应对				
评价项目	评价内容	分值	自我评分	教师评分	
知识（40%）	诱发失智老年人精神行为症状的因素	10			
	常见的失智老年人精神行为症状	10			
	失智老年人精神行为症状的预防措施	10			
	常见失智老年人精神行为症状的应对措施	10			
技能（40%）	能够识别失智老年人的精神行为症状	20			
	能够预防和应对常见的失智老年人精神行为症状	20			
素养（20%）	具备良好的学习态度	5			
	具备团队精神	5			
	弘扬尊老敬老的传统美德，担起爱老助老的共同责任	5			
	培养敬业、精业、乐业的精神	5			
合计		100			
总分（自我评分×40%+教师评分×60%）					
自我评价					
教师评价					

参考文献

［1］北京中民福祉教育科技有限责任公司组织编写；邹文开，赵红岗，杨根来主编．失智老年人照护职业技能教材：初级．失智照护与职业素质［M］．3 版．北京：化学工业出版社，2022．

［2］北京中民福祉教育科技有限责任公司组织编写；邹文开，赵红岗，杨根来主编．失智老年人照护职业技能教材：初级．失智与身体综合照护［M］．3 版．北京：化学工业出版社，2022．

［3］北京中民福祉教育科技有限责任公司组织编写；邹文开，赵红岗，杨根来主编．失智老年人照护职业技能教材：初级．认知与活动功能维护［M］．3 版．北京：化学工业出版社，2022．

［4］北京中民福祉教育科技有限责任公司组织编写；邹文开，赵红岗，杨根来主编．失智老年人照护职业技能教材：初级．失智与健康促进照护［M］．3 版．北京：化学工业出版社，2022．

［5］邹文开，赵红岗，杨根来．失智老年人照护职业技能教材：中级：全 6 册［M］．北京：中国财富出版社，2019．

［6］许虹，李冬梅．失智症预防照护与康复系列：共 8 册［M］．杭州：浙江大学出版社，2021．

［7］北京老年痴呆防治协会，阿尔茨海默病防治协会，国际老年痴呆协会中国委员会编著．失智老人照护师［M］．北京：北京出版社，2017．

［8］北京市民政局，北京市养老服务职业技能培训学校编．失智老人照护员中级理论及技能［M］．北京：华龄出版社，2018．

［9］杨蕾，夏凡林，王永萍．老年照护：上下册［M］．北京：北京理工大学出版社，2021．

［10］张晓丽．老年人生活照料［M］．北京：北京理工大学出版社，2021．

［11］王蓓，彭飞，洪涵涵．常见慢病护理评估与技术［M］．上海：上海科学技术出版社，2021．

［12］董碧蓉．失智症老年患者的全程照护［M］．成都：四川大学出版社，2021．

［13］王英，高艳红，马洪杰．老年安全风险防范［M］．北京：科学出版社，2016．

［14］刘东梅．认知障碍照护手册［M］．合肥：安徽科学技术出版社，2020．